Andrea Brüdern
Seelisch gesund werden mit Homöopathie

Andrea Brüdern

Seelisch gesund werden mit Homöopathie

Selbstheilungskräfte
stärken bei psychischer
Erkrankung

Mit Erfahrungsberichten

Unter Mitarbeit von
Dr. med. Stephan Gerke und
Dr. med. Nikolaus Hock

Kösel

ISBN 3-466-34428-X
© 2000 by Kösel-Verlag GmbH & Co., München
Printed in Germany. Alle Rechte vorbehalten
Druck und Bindung: Ebner Ulm
Umschlag: Zembsch' Werkstatt, München
Umschlagmotiv: IFA/BCI

1 2 3 4 5 · 04 03 02 01 00

Gedruckt auf umweltfreundlich hergestelltem Werkdruckpapier
(säurefrei und chlorfrei gebleicht)

Für B. und A.

Inhalt

Vorwort

Weltweit leiden 400 Millionen Menschen an Angst- und Zwangsstörungen, 340 Millionen an Depressionen und 45 Millionen an Schizophrenie. Für die Bundesrepublik bedeutet das, über fünf Millionen Menschen sind psychisch krank, also 11 Prozent der gesamten Bevölkerung. 34 Prozent der Frauen und 35 Prozent der Männer sind betroffen, wobei die berühmte Dunkelziffer diese Zahlen noch verändert.

Jeder Fünfte gerät einmal in seinem Leben in eine schwerere psychische Krise, wobei der weitere Verlauf der psychischen Gesundung von vielen Faktoren abhängt. Ein verständnisvolles und offenes soziales Umfeld ist dabei genauso wichtig wie die richtige Behandlung, die aufbauend und stärkend hilft, das Selbstwertgefühl und die eigenen Kräfte wieder zu mobilisieren.

»Ich bin heute depressiv« ist heutzutage fast schon ein geflügeltes Wort. Manche benutzen diesen Diagnosebegriff einer Erkrankung, um eine Tagesbefindlichkeit zu beschreiben und kennen die wirklichen Symptome einer ernsthaften Depression oft gar nicht.

Depressionen und andere psychische Krankheiten sind immer noch ein weites, unbekanntes Feld, das mit verschiedenen Diagnosebegriffen eingegrenzt wird. Oft werden diese

Diagnosen sehr schnell festgelegt und die Betroffenen damit in eine bestimmte Krankheitsschublade gesperrt; und leider werden diese vorschnellen Diagnosen viel zu selten in Frage gestellt.

Die wissenschaftliche Forschung versucht Anhaltspunkte für die Erkrankungen zu finden, aber es lässt sich immer noch nicht ganz genau belegen, woher eine psychische Krankheit kommt. Die Psyche bleibt das große Rätsel. Bekannt ist, dass bestimmte biographische Krisen und traumatische Erlebnisse bei Menschen mit entsprechender Disposition psychische Krankheiten auslösen können. Das seelische Abwehrsystem gerät aus der Balance, der Gehirnstoffwechsel verändert sich, die Krankheit bricht aus. Welche Krankheitsform sich die leidende Seele sucht, hängt von der jeweiligen Persönlichkeitsstruktur ab.

Die meisten Psychiater interessieren sich nur für den biochemischen Stoffwechsel im Gehirn. Einige andere, meistens Anhänger der Sozialpsychiatrie, warnen aber auch davor, die biologischen Faktoren einseitig überzubewerten und fordern, dass verschiedene Ansätze der unterschiedlichen Schulen integriert werden und der biographische und soziale Hintergrund der Menschen mehr berücksichtigt wird. Sie fordern, psychische Krankheiten nicht nur als eine stoffwechselbedingte Gehirnkrankheit einzuordnen, die mit entsprechenden starken chemischen Tabletten»bomben« – den verschiedensten Psychopharmaka – behandelt werden. Diese übliche Vorgehensweise nennt man in der Fachsprache »medikamentös einstellen«. Dabei interessiert die Lebensgeschichte, der persönliche Hintergrund des jeweiligen Menschen kaum. Höchstens noch derart verwertbare Daten, ob es in der Familie weitere psychische Krankheiten gab.

Doch auch diese Thesen der genetischen Vererbung stehen, auf wackligen Füßen. Auffallend kann eine bestimmte

Dispositionslage in bestimmten Familien sein, wie sie auch bei körperlichen Krankheiten, beispielsweise bei Krebs, Zucker, Herzkrankheiten etc. vorkommt.

Dass die stark in den Stoffwechsel des Gehirns eingreifenden starken Medikamente immense, schädliche Nebenwirkungen verursachen, an denen nicht wenige Menschen ihr Leben lang zu tragen haben, wird meistens wegargumentiert. Viele Menschen bringen sich nach jahrelanger Medikamenteneinnahme aus Ausweglosigkeit und Verzweiflung um. Das wird dann in der Regel der Krankheit zugeschoben, niemals jedoch als schreckliche Konsequenz der Nebenwirkungen gesehen. Auf dem Internistenkongress 1999 in Wiesbaden wurden in diesem Zusammenhang alarmierende Zahlen vorgelegt. Etwa 25.000 Menschen sterben hierzulande pro Jahr an einer unerwünschten Arzneimittelwirkung.

Psychische Krankheiten haben vielfältige Ursachen und Zusammenhänge und kein Mensch, außer denen mit angeborenen Anomalien – den geistigen Behinderungen – kommt krank auf die Welt.

Die Gesellschaft fürchtet sich vor dem Phänomen psychische Krankheit. Sie tut alles, um dieses bedrohliche und unschöne, eher peinliche Geschehen zu verschleiern und zu verstecken. Es gibt keinen normalen Umgang mit diesem Thema, es wird geschwiegen und abgedrängt und damit bekommt der Kranke ein unsichtbares Stigma, ein Peinlichkeitsmuster auf die Stirn geklebt, das keineswegs zu seiner Gesundung beiträgt.

Eine kleine Ausnahme machen da vielleicht die Panikattacken, über die inzwischen relativ viel geredet und immer wieder in den Medien berichtet wird. Sie gelten heute schon als moderne psychische Krankheit, die zwar als störend und unangenehm eingeordnet wird, aber gewissermaßen bekannt und gesellschaftlich akzeptiert ist. Auch die viel zitierten Depressionen gehören dazu, vor allem seit Stressforscher diese Krankheit mit Arbeitsüberlastung und äußeren Faktoren erklären. Stress haben wir ja alle. Stress ist ein Übel unserer Zeit.

Von Psychosen haben viele Menschen noch nie etwas gehört. Wir leben in einer Gesellschaft, die perfekt wegschieben, verdrängen kann und das in einer immer schnelllebigeren, auf vordergründige Leistung orientierten Welt mehr und mehr tut. Außerdem haben psychisch Kranke keinerlei Lobby. Es gibt keine Politiker, keine Prominenten, die sich zu diesen Krankheiten bekennen, keine reichen Mäzene, keine Stiftungen für psychisch Kranke. Sie sind auf das bestehende Versorgungssystem angewiesen, das in vielen Fällen mehr als mangelhaft ist.

Um diese Zustände, die viele Menschen scheinbar aus heiterem Himmel überfallen, zu kaschieren, weil die Diagnose Psychisch-krank für sie zusätzlich ein bedrohliches Stigma ist, schlucken die meistens Menschen oft Jahre oder Jahrzehnte Mengen von Tabletten. Die meisten Ärzte unterstützen dies und erschrecken Patienten und ihre Angehörigen mit der Drohung, dass alles noch viel schlimmer würde, wenn die Medikamente nicht regelmäßig eingenommen werden.

Andere Nervenärzte und Psychiater stellen die Patienten vor die hoffnungslose Aussicht, dass nur eine unter Umständen *lebenslange* medikamentöse Behandlung eine eventuelle Garantie gäbe, die bedrohlichen Zustände in Schach zu halten. Diese Patienten werden psychisch und physisch abhängig.

An dieser Stelle ist es wichtig, etwas ganz klar zu unterscheiden: In diesem Buch geht es nicht darum, die chemischen Mittel rundherum zu verteufeln. Es gibt akute Zustände, in denen sie hilfreich sind und notwendig eingesetzt werden müssen. Und es gibt auch Menschen, die immer wieder mal zwischenzeitlich auf derartige Medikamente, die das Ungleichgewicht im Gehirn korrigieren, zurückgreifen müssen. Aber nur in den allerwenigsten Fällen ist eine prophylaktische Langzeitmedikamentierung angesagt und notwendig.

Menschen, die psychisch krank sind, können am schnellsten verunsichert werden. Sie spüren vielleicht, dass ihnen unter diesen starken Medikamenten ihre Gefühlsfähigkeit immer mehr abhanden kommt, sie fremdgesteuert und gedopt leben, aber sie trauen sich nicht auszubrechen. Die Angst vor der Verschlimmerung der psychischen Krankheit ist zu groß. Doch auf diese Weise können sie auch nicht erfahren, dass sie trotz alledem Ressourcen von eigenen Kräften in sich tragen. Diese funktionierenden Selbstheilungskräfte sind durch die Krankheit aus der Balance geraten.

Dieses Buch möchte Betroffenen und ihren Angehörigen Mut machen, diesem Selbstheilungspotential zu trauen und den Versuch zu wagen, aus dem lähmenden Kreislauf herauszukommen und einen anderen Weg zu gehen. Homöopathie kann dabei helfen. Die eigene Bereitschaft und der aktive Wille sind für solch einen Weg allerdings Voraussetzung. Er ist sicher kein einfacher und erfordert ein großes Maß an Kraft, Mut und Eigenarbeit. Aber er lohnt sich. Er bietet die Chance, dass sich Selbstheilungskräfte entwickeln können und der Erkrankte eine andere Lebensqualität erfahren kann. Auch mit seiner Krankheit.

Im Hauptteil dieses Buches erzählen Betroffene ihre Geschichte. Sie hatten den Mut, einen anderen Weg zu gehen, und ließen sich homöopathisch behandeln. Fast alle hatten über einen kurzen oder auch längeren Zeitraum psychopharmazeutische Medikamente eingenommen. Es ist erstaunlich, was sich während der homöopathischen Behandlung für sie änderte und besserte.

Die Betroffenen möchten andere Menschen in der gleichen Situation motivieren. Ihnen sei an dieser Stelle ganz besonders gedankt, denn ohne ihre Offenheit und mutige Bereitschaft wäre dieses Buch nicht möglich gewesen. Aus Gründen des Persönlichkeitsschutzes wurden Namen und andere Angaben verändert.

In einigen Kapiteln dieses Buches wird darüber hinaus über die Wichtigkeit und die Leistung der *Selbsthilfegruppen* berichtet. Psychisch kranke Menschen treten aus dem verborgenen Raum heraus, äußern und organisieren sich. Fachleute, die sie dabei unterstützen und mit und durch sie lernen, begleiten sie.

Die Psychiater Dr. med. Stephan Gerke und Dr. med. Nikolaus Hock arbeiten beide auch als Homöopathen (Dr. Gerke darüber hinaus psychotherapeutisch). Sie sind die fachlichen Berater dieses Buches, auch ihnen gehört mein besonderer Dank für ihr Engagement.

Außerdem möchte ich mich bei Andreas Neumann bedanken, der mich unterstützt und ermutigt hat, dieses Buch zu schreiben, und bei Stefan Keller, Allgemeinarzt und Homöopath, für die homöopathische und literarische Unterstützung. Meiner Lektorin Ulrike Reverey danke ich ganz besonders für ihre einfühlsame und überzeugte Hilfe.

Um gesund zu werden, brauchen psychisch kranke Menschen das Vertrauen in ihre eigenen Kräfte und sie brauchen die Unterstützung ihrer Mitmenschen, der engsten Angehörigen, Lebenspartner, Eltern, Geschwister, Freunde und die der psychotherapeutischen und psychiatrischen Fachkräfte. All jene, die im Dialog mit ihnen bleiben, sie als ganze Personen wahr- und ernst nehmen und sie nicht fallen lassen, weil sie eine Krankheit haben, die sie nicht verstehen. Der Präsident des Bundesverbandes für Psychiatrie Dr. Ren Talbot sagt dazu: »Menschen mit psychischen Krankheiten brauchen Zuwendung, keine Neuroleptika.«

Dieses Buch möchte anregen, umzudenken. Psychisch Kranke sind keine zu meidenden Menschen. Es geht darum, den psychisch Kranken mehr zu akzeptieren, ihn aus dem Ghetto der Heimlichkeit herauszuholen und den Mantel der Peinlichkeit im Umgang mit ihm abzulegen. Es ist nichts Peinliches daran, psychisch zu erkranken. Jeder ist ein Teil der Gesellschaft und diese so oft ausgeklammerte Krankheit ist eine Krankheit, die uns alle betrifft. Und es kann jeden von uns treffen. Es gilt mehr Verständnis und Offenheit zu entwickeln und auch genauer hinzuschauen.

Menschen, die psychisch erkrankt sind, verdienen unser Mitgefühl und unseren Respekt und jedes nur mögliche Hilfsangebot. Die homöopathische Behandlung, mit der sich dieses Buch beschäftigt, kann ein solches Angebot sein. Es sollten jedoch nur psychiatrische Fachkräfte mit homöopathischer Zusatzausbildung psychisch erkrankte Menschen behandeln.

Es wäre falsch, der Homöopathie im Zusammenhang mit psychischen Erkrankungen einen Wunderstatus einzuräumen. Den gibt es nicht und darum geht es auch nicht. Fest steht nur, dass bei den Menschen, die in diesem Buch zu Wort kommen und die einen anderen Weg gingen, erstaunliche Selbstheilungskräfte frei wurden, ihr Leben einen plötzlichen »Kick« in eine ganz andere Richtung bekam, sie bewusster und eigenständiger wurden. Ich denke, diese Lebensgeschichten sprechen für sich.

Andrea Brüdern
München, Sommer 2000

15

1 Annäherung an Samuel Hahnemann

Jeder, der schon einmal einige der geheimnisvollen homöopathischen Kügelchen genommen hat, erlebt Überraschendes. Entweder es passiert gar nichts, oder es treten bestimmte Erstverschlimmerungen auf: Plötzliche Erkältungen, Darmprobleme, Schwitzanfälle, Schlaflosigkeit oder andere bekannte Symptome stören das normale Wohlbefinden.

Der Homöopath freut sich über solche Meldungen, zeigen sie doch, dass sein gefundenes, zugeordnetes Mittel »anschlägt«, richtig ist oder zumindest auf die richtige Fährte führt. Oft passiert noch Wundersameres. Nach einigen Tagen, oft sogar nach Stunden, ist der Patient beschwerdefrei.

Schulmediziner glauben nicht an den »Hokuspokus« mit der Homöopathie, einfach weil es sich bis heute – nach wissenschaftlichen Kriterien – nicht nachweisen lässt, was und wie viel an messbarer Substanz in den rätselhaften Kugeln drin ist. Wenn sich durch die Einnahme von einigen Zuckerkugelchen oder Tropfen, in dessen Ausgangssubstanz nichts mehr nachzuweisen ist, akute Beschwerden in kürzester Zeit bessern, oft sogar in nichts aufzulösen scheinen, steht ja auch die gesamte Logik des kausalen Denkens auf dem Kopf. Die größte »Schwachstelle« der Homöopathie liegt in der Nichterklärbarkeit der Wirkung.

In unserer beweislastigen Zeit ist das ein kaum auszuhaltender Faktor. Deshalb haben viele Homöopathen und mit ihnen sympathisierende Naturwissenschaftler immer wieder viele anregende Untersuchungen angestellt, bei denen es um »physikalische Wellenübertragung« und andere Informationsträger geht. Aber alle Versuche konnten nicht allgemein zufrieden stellen. Ist der ganze geheimnisvolle Zauber vielleicht doch nichts anderes als ein Placebo-Effekt? Etwas, bei dem die entsprechende Einbildung die Wirkung ausmacht? Wie auch immer – Tatsache ist, dass es wirkt. Das zu belegen bleibt eine Herausforderung, und bisher reichen die vorhandenen Maßstäbe und technischen Möglichkeiten für eine genaue Erklärung nicht aus.

Es ist viel über Samuel Hahnemann und die von ihm entdeckte Lehre der Homöopathie geschrieben worden. Erklärende und in Frage stellende Ansätze stehen sich seit mehr als zweihundert Jahren unverändert gegenüber. Aber es gibt auch immer wieder weitere Fortschritte im Dialog zwischen der so genannten Schulmedizin, der wissenschaftlichen Forschung, die versucht, den menschlichen Geist mit »Beweisbarem« zufrieden zu stellen und dieser Lehre, die auf jahrhundertelanger Beobachtung des »homoin-pathos« basiert – der Beziehung der Menschen untereinander, die an Gleichem oder Ähnlichem leiden. Doch nach wie vor wird über die Wirkungsweise der geheimnisvollen Kügelchen gerätselt, spekuliert und ihre Wirkung in Frage gestellt oder bestaunt. Homöopathisch behandelte Menschen machen ganz andere Erfahrungen mit ihrem Körper, ihren Gedanken, Gefühlen und ihrem gesamten »Selbst« als schulmedizinisch behandelte.

Es geht in diesem Buch um keine weitere Frontenbildung und nicht um andere verwirrende Erklärungsversuche. Die medizinische Forschung hat wichtige Ergebnisse geliefert und wesentliche Dinge zur Heilung der Menschen beigetragen und trägt auch weiter dazu bei. Die Notwendigkeit bestimmter medizinischer Maßnahmen soll, wie eingangs erwähnt, an keiner Stelle in Frage gestellt werden.

Ein Kranker, der mit seinen Beschwerden einen Arzt aufsucht, wird sich jemanden suchen, der eine Methode erlernt hat, die gründlich und umfassend ist und auf vernunftgemäßen Gesichtspunkten basiert. Hier stehen der Schulmediziner und der Homöopath auf der gleichen Stufe. Nur wenden sie verschiedene Methoden an. Der Homöopath interessiert sich für den gesamten Menschen und nicht nur für das bestimmte erkrankte Organ.

An dieser Stelle möchte ich einen näheren Blick auf die Person Samuel Hahnemann werfen und versuchen, ihn vor dem Hintergrund seiner Zeit zu betrachten. Viele der folgenden Informationen sowie Zitate von Hahnemann sind auch in den beiden hervorragenden Büchern von Martin Gumpert und Rima Handley (siehe Literatur) nachzulesen. Im Jahre 1792 erklärte das revolutionäre Frankreich Österreich den Krieg. Goethe notierte: »Von hier und heute geht eine neue Epoche der Weltgeschichte aus.« Der plötzliche Tod Kaiser Leopolds II. hatte verschiedene Spekulationen und Streit über mögliche Behandlungsfehler unter den Ärzten ausgelöst. Es war eine Zeit der Künste, Reformen und Revolutionen ...

Samuel Hahnemann wurde am 10. April 1755 in Meißen geboren. Schon als Kind interessierte er sich für die Heilkunst. Sein Vater war streng, aber er vermittelte ihm auch die Rousseausche Lehre vom freien Menschen. »Handeln und sein, ohne zu scheinen«, war sein prägender Leitsatz. Es ging darum, Gutes zu tun, die Nuancen zwischen edel und niedrig zu erkennen und um die Würde der Menschen und die naturgemäße, richtige Behandlung. Diese Gedanken formten schon sehr früh Hahnemanns Weltsicht. Bereits als Kind und junger Mann las und bildete er sich unermüdlich. Seine ungewöhnliche intellektuelle Begabung fiel einigen Förderern früh auf. Sie unterstützten ihn, so dass er Medizin studieren konnte, denn sein Vater war als Porzellanmaler öfters in großen Geldnöten.

Wie alle Gebildeten dieser Zeit beherrschte Hahnemann Latein und darüber hinaus noch weitere 16 Sprachen. Seine Einkünfte besserte er durch Übersetzungen auf. Damals bestand das Medizinstudium vor allem im Studium alter Texte, ohne Anleitung zur praktischen Ausübung. Theorie und Praxis hatten nichts miteinander zu tun. An der medizinischen Fakultät Leipzig gab es nicht einmal eine Klinik. Die Medizin dieser Tage bestand aus teilweise sehr drastischen Maßnahmen; die Menschen wurden »geschröpft« oder »zur Ader gelassen«. Blut sollte abfließen und durch die »gereinigte Schwächung« der Körper Heilung erfahren.

Nach dem gemäßigten Eklektizismus des Hermann Boerhaaves waren die gedankenreichen Lehren des Professor Cullens einem anderen medizinischen System, dem des John Brown aus Edinburgh, gewichen. Dieser »Brownianismus« gehörte zu den vereinfachenden Systemen, die sich jeder zutraute. Die Gesundheit hing vom richtigen Verhältnis verschiedener Reize für den Organismus ab. Dabei gab es entweder zu wenig oder zu viel Reize. Aderlässe, kalte Umschläge, Brech- und Abführmittel sowie schweißtreibende Mittel wurden angewandt oder der Organismus durch Maßnahmen angeregt, die zu Erbrechen, Stuhlgang und Schwitzen führten. Der Arzt entschied, welche der beiden Zustände vorlag, und der Patient bekam daraufhin die entsprechende Arznei in beängstigend hohen Dosen. Die Persönlichkeit des Patienten blieb unwichtig. Die medizinische Entwicklung war zu dieser Zeit von verschiedenen, wild wachsenden Theorien durchsetzt. Deshalb waren viele Ärzte dankbar, wenn sie sich inmitten dieses Gestrüpps einer konkreten Theorie zuwenden konnten.

Auch Hahnemann musste sich mit diesen vielen Verschiedenheiten herumschlagen, aber er war eben nicht bereit, auf unklarer, für ihn nicht tatsächlich wahrhaftiger und nachvollziehbarer Grundlage zu praktizieren. Für ihn waren alle Methoden falsch. Er wollte ein besseres, schlüssigeres und konsequent-richtiges System für die Behandlung von Kranken entwickeln.

Hahnemann beschrieb die Behandlungsmethoden seiner Zeit mit den Worten: »Die alte Medizin (Allopathie), um etwas im allgemeinen über dieselbe zu sagen, setzt bei der Behandlung der Krankheiten um sie zu heilen, nicht als materielle Ursachen theils (nie vorhandne) Blut-Uebermenge (Plethora) theils Krankheitsstoffe und Schärfen voraus, läßt daher das Lebens-Blut abzapfen und bemüht sich die eingebildete Krankheits-Materie theils auszufegen, theils anderswohn zu leiten (durch Brechmittel, Abführungen, Speichelfluß, Schweiß und harntreibende Mittel, Ziehpflaster, Vereiterungs-Mittel, Fontanelle usw.) in dem Wahne, die Krankheit dadurch schwächen und materiell austilgen zu können, vermehrt aber dadurch das Leiden des Kranken und entzieht so, wie auch durch Schmerzmittel, dem Organismus die zum Heilen unentbehrlichen Kräfte und Nahrungs-Säfte. Sie greift den Körper mit großen, oft lange und wiederholten Gaben starker Arznei an, deren langdauernde, nicht selten fürchterliche Wirkungen sie nicht kennt ...«

1796 übersetzte Hahnemann aus dem Englischen die Arzneimittellehre des anerkannten Gelehrten William Cullen. Darin beschrieb dieser die Wirkung von Chinarinde auf das Wechselfieber. Chinarinde war damals *das* Mittel gegen diese Krankheit. Cullens Theorie, dass die Heilwirkung dieser bitteren Arzneisubstanz auf ihrer magenstärkenden Eigenschaft beruhte, überzeugte Hahnemann nicht. Wieso sollte ausgerechnet Chinarinde wirken? Es gab ja auch andere bittere

Kräuter mit Magenbitterwirkung, die bei Malaria nicht angewandt wurden. Hahnemann wollte selber testen. Einige Tage
lang nimmt er vier Quäntchen Chinarinde ein, aber er empfindet keine Stärkung seines Magens, sondern wird matt und
schläfrig, die Füße werden kalt, sein Herz beginnt wild zu klop-
fen, der Puls wird hart und schnell. Schüttelfrost plagt ihn, die
Sinne werden stumpf, die Gelenke steif ... Hahnemann erlebt
alle Symptome des Wechselfiebers. Voller Erstaunen stellt er
fest, dass der Gesunde krank wird. Drei Stunden lang dauert
dieser Zustand. Hahnemann testet mehrmals. Immer wieder
das Gleiche. Danach ist er wieder gesund.

Mit diesem Eigentest hatte er eine sensationelle und kost-
bare Entdeckung gemacht: Chinarinde gehörte für ihn als
Heilmittel zu Malaria, weil diese Substanz beim Gesunden
Malariasymptome hervorrief. Der Schlüssel für die kommende
homöopathische Behandlungsmöglichkeit war gefunden.
Hahnemann leitete davon die bahnbrechende These ab:
»Ähnliches wird durch Ähnliches geheilt.«

Akribisch genau notierte er, was bei ihm passierte: »Cullen hat unrecht, nicht der Angriff auf die Magenschleimhaut
heilt das Fieber, denn wenn man selbst weit stärkere, bittere
und adstringierende Substanzen als die China hernimmt, so
wird doch kein Fieberspezifikum aus allem! Fieber heilt das
Fieber!« Die Wurzel der Ähnlichkeitslehre lag vor ihm. Mit
wachsender Begeisterung schmeckte er das bittere China auf
seiner Zunge, das seinen Körper krank machte. Durch wissenschaftliche Neugierde getragen, empfand er keine Angst davor.

Für die damalige Zeit hatte sich damit ein Arzt zum ersten
Mal selbst behandelt, um zu erforschen, was passiert. Durch
diesen Eigentest kam er auf die wichtige Spur, dass »der Men-
schenkörper selber alles in sich hat, was er braucht, wenn er
genau beobachtet wird«. Und genau das wurde sein Ziel. Er

notierte und schrieb unaufhörlich jede kleinste Beobachtung auf, Tag und Nacht, Jahr für Jahr. Hahnemann arbeitete unermüdlich.

Es war eine finstere und belastete Zeit. Materiell ging es ihm und seiner ständig wachsenden Familie nicht gut. Es waren harte Wanderjahre, in denen die Familie ständig umzog und durch die Lande fuhr. Zuerst benutzte er als ausgebildeter Chemiker und Apotheker die gängigen Stoffe, die auch die »Allopathen«, die Apotheker, verschrieben. Das waren Mittel wie Belladonna, Chamomilla, Opium, Pulsatilla, Nux Vomica, Ignatia, Aconitum ... um nur einige zu nennen. Hahnemann schickte seine Kinder aufs Feld und ließ sie Bilsenkraut, Sumach und Tollkirschen sammeln. Sie wuchsen nicht auf wie andere Kinder. Hahnemanns Kinder trugen schon eine »forschende Verantwortung« auf ihren Schultern und lernten mit prüfenden Blicken, die Natur zu durchstreifen. Sie befühlten Blätter, Blüten und Knollen und sammelten im Herbst Wurzeln. Aus heutiger Sicht würde man dies Kinderarbeit nennen. Für seine Kinder war es selbstverständlich. Außerdem waren sie die Versuchspersonen. Immer wieder nahmen sie und andere Familienmitglieder sowie Freunde die aus den Pflanzen gewonnenen Arzneien ein.

Auf diese Weise erwarb Hahnemann ein Wissen, das die Grundlage für seine weiteren Forschungen legte. Er war auf dem Weg, ein konsequentes und schlüssiges System für die Behandlung Kranker zu erarbeiten, auf der Grundlage der damaligen Aufklärungsthesen.

Vom Gedanken der reinen Naturphilosophie getragen, auf den Ideen von Rousseau aufbauend, war Hahnemann seiner Zeit weit voraus. Er wollte die Selbstheilungskräfte der Menschen wecken und dafür die Ressourcen der Natur ausschöpfen. Damit berührte er noch ältere Thesen, die schon Hippokrates vertreten hatte. Seine Kritik an der zeitgenössischen Medizin wurde immer größer. »Eine Menge Ursachen, ich mag sie nicht aufzählen, haben seit einigen Jahrhunderten die Würde jener Gott nachahmenden Wissenschaft, der praktischen Heilkunde, zur elenden Brotklauberei, zur Symptomübertünchung, zum erniedrigenden Rezepthandel, Gott erbarms, heruntergetrieben, zum Handwerke, das die Hippokrate unentdeckbar unter den Tross befranzter Arzneibuben mischt.«

Viele Jahre und Jahrzehnte hielt er weiterhin jede kleinste Beobachtung bei seinen Tests fest und notierte akribisch, was beim Einzelnen passierte, wenn er verschiedene Pflanzenstoffe oder kleinste verriebene Teile von Metallen wie Eisen, Gold, Silber, Zinn, Quecksilber u.a. schluckte. Auch chemische Stoffe wie Kochsalz oder Phosphorsäure und giftige Substanzen wie Arsen wurden geprüft. Seine Einkünfte als – noch niedergelassener Arzt und Chemiker – wurden immer schmaler, denn seine Forschungen waren noch nicht so weit gediehen, dass er sie schon anwenden konnte, und die alten Methoden taugten für ihn nichts mehr.

Hahnemann formulierte es so: »Ich mache mir ein empfindliches Gewissen daraus, unbekannte Krankheitszustände bei meinen leidenden Brüdern mit diesen auch noch unbekannten Arzneien zu behandeln. Auf diese Art ein Mörder oder Verschlimmerer des Lebens meiner Mitmenschen zu werden, war mir der fürchterlichste Gedanke ...«

Deshalb gab er erst mal seine Praxis auf, um nur noch als Chemiker und Schriftsteller zu arbeiten. Wieder saß er nächtelang und schrieb und schrieb. Die Familie war so arm, dass sie die tägliche Brotration aufteilen musste, damit jeder seinen Anteil bekam. Aber er konnte die materiellen Bedürfnisse nicht über die Forderung seines Gewissens stellen. Seine Frau Henriette und die neun Kinder trugen diese Entscheidung mit und waren damit Idealisten und Förderer, die an dieser Stelle auch einmal gewürdigt werden sollten. In späteren Jahren zahlte sich dieser Idealismus für sie zum Glück auch aus.

Neben dem langen Symptomverzeichnis bei jeder im Eigenversuch getesteten Substanz begann Hahnemann auch eine kurze Charakterisierung des jeweiligen Patienten zu formulieren. Er stellte damit die Symptome und die Wesensmerkmale des Patienten gegenüber: So sollte sich zum Beispiel *Nux Vomica* besonders für Menschen eignen, die »feurigen, eifrigen, hitzigen Temperaments« bzw. zu »stürmischen Zorne aufgelegt« sind, die viel »Gesichtsröte« und Beschwerden vom »täglichen Kaffeetrinken« wie von »Kopfanstrengungen« haben. Bei *Ignatia* sollten »schnelle Abwechslung von Lustigkeit und Weinerlichkeit« vorherrschen und bei *Pulsatilla* ein »schüchternes, weinerliches, zu innerlicher Kränkung und Ärgernis geneigtes, mildes und nachgiebiges Gemüt« verbunden mit »Frostigkeit, Durstlosigkeit und Einschlafstörungen«.

Aber auch jedes Kribbeln, Jucken, Reißen, Schwitzen, jedes noch so kleine und große körperliche Symptom, auch veränderte Stimmungen und Verhaltensweisen wurden genauestens festgehalten. Hahnemann wollte alles wissen und das beschränkte sich nicht nur auf körperliche, sondern auch auf psychische Symptome. Im Laufe der Jahre erarbeitete er die Grundlage für die umfassende Arzneimittellehre. Hahnemann bemerkte in dieser Zeit, dass viele Substanzen pur und in teilweise hoher Form enorme Reaktionen und auch Schaden hervorriefen und begann deshalb, die Mittel zu verdünnen. Er verdünnte schrittweise, wobei er bei jedem einzelnen Verdünnungsschritt der Lösung durch kräftiges Schütteln kinetische Energie zuführte. Was dabei wirklich passiert, ist bis heute das große Rätsel ...

Äußerlich war Hahnemanns Leben weiterhin ein Kampf. Er wurde von Apothekern und Ärzten angefeindet und angezeigt, verfemt und verschmäht. Die meisten konnten seinen, für die damalige Zeit revolutionären Schritt, nicht nachvollziehen und attackierten ihn, wo sie nur konnten. Doch mit eiserner überzeugter Energie stand er alle Anfeindungen durch. Man warf ihm vor, dass er tödliche Gifte verordne. Hahnemann antwortete mit der Schrift *Was sind Gifte? Was sind Arzneien* und entgegnet: »Unpassende Wahl, unechte Form, und übermäßige Menge aller nur einigermaßen kräftigen Arzneien macht sie verderblich. Durch unechten Gebrauch werden Arzneien Gifte. Hat uns der Bildner der unendlich mannigfaltigen Natur etwa das Gesetz gegeben, einen Scrupel, einen Gran für die kleinste und passendste Gabe aller, auch der kräftigsten Arzneien zu halten? Hat er nicht Mittel und Kenntnisse in unsere Hände gegeben, um die kräftigen und kräftigsten Substanzen in kleineren und kleinsten Gaben zuzurichten und sie zu einem Zehntelgrane, die hochkarätigen zu einem Million-Billion, auch wohl zu einem Trilliontelgrane, Quadrilliontelgrane und Quintilliontelgrane zu reichen? Warum sollen wir ... jene Schätze uns noch fehlender Arzneiwirkungen ... muthwillig von uns stoßen, da wir ohne Ausnahme, ihre Macht durch Auflösung, Verdünnung und kleinste Gaben, herabstimmen können? Sapere aude!«, schließt er diesen Ausbruch, mit dem er seine revolutionäre Verdünnungstheorie beschreibt.

»Wage es, weise zu sein.« Dieser Spruch wurde das bleibende Motto seiner umfassenden Schrift, die er *Das Organon der Heilkunst* nannte und in der er auch erklärt, wie er die Arzneien geprüft hatte.

»Die von mir selbst bereiteten Arzneien gab ich in höhern und niedern Dynamisationen, in größeren und geringeren Gaben, wie es eine jede Person vertragen konnte, ohne zu sehr davon angegriffen zu werden. Die meisten Symptome, die man finden wird, sind von mir selbst beobachtet oder von Mitgliedern meiner Familie, denen ich das Mittel selbst eingab. Meist aufgelöst in mehr oder weniger Wasser wurden die Arzneien eingenommen, täglich ein oder mehrere Male oder seltener, um die Wirkung in aller Hinsicht kennenzulernen.«

Hahnemann hatte herausgefunden, dass kleinste Arzneimittelgaben nicht atomisch, sondern bloß dynamisch wirkten und sich nach der Empfindlichkeit des Patienten richteten. Etwas anderes war auch vollkommen neu für die damalige Zeit: Hahnemann hörte den Kranken ganz genau zu … Jeder Teil der Krankengeschichte war für ihn von Bedeutung und er verfolgte alle Klagen und Beschwerden der Patienten aufmerksam bis in den letzten zugänglichen Winkel. Dabei gab es keine Trennung zwischen leiblichen und psychischen Symptomen. Auch heute nehmen sich die Homöopathen viel Zeit, um eine umfassende Anamnese zu erstellen. Das Erstgespräch kann bis zu drei Stunden dauern.

Zunächst war Hahnemann davon ausgegangen, dass die Wirkungen von Arzneimittelauflösungen mit fortschreitender Verdünnung abgeschwächt wurden. 1821 fand er jedoch heraus, dass genau das Gegenteil der Fall war. Er äußerte die These, diese Arzneien seien keine toten Substanzen, sondern »geistige Wesen« bzw. Kräfte, die im rohen Zustand in gebundener bzw. erstarrter Form vorliegen, und er entdeckte einen weiteren bahnbrechenden Punkt: »Die Arzneien können durch eine besondere Zubereitung entbunden, entfaltet und entwickelt werden, wodurch ihre Wirkung schneller und heftiger werde.«

1824 verwendete Hahnemann erstmals mohnsamengroße »Streukügelchen« aus Zucker zur Zerteilung eines Tropfens Arzneimittelauflösung. 1827 schließlich prägte er den Begriff des Potenzierens für das schrittweise Verdünnen, Verschütteln oder Verreiben, in der Vorstellung, dass dadurch deren zuvor an die Materie gebundenen Arzneikräfte freigesetzt und entfaltet werden. Obwohl schon seit 1821 der Einwand besteht, in einer Hochpotenz sei nach der Auflösung und Bearbeitung höchstens noch so viel vom Ausgangsstoff vorhanden wie ein Tropfen im Genfer See, hatte sich Hahnemann davon nicht beirren lassen. Das Ergebnis am kranken Menschen zählte und bestätigte ihn in seiner These immer weiter.

Er sah, dass die homöopathische Gabe die Selbstheilungskräfte des Kranken stärkte und wiederherstellte. Zu Hahnemanns großen Erfolgen seiner Zeit zählen zum Beispiel die Heilungserfolge bei Typhus-Kranken. Während der großen Völkerschlacht bei Leipzig 1813 starben von den 180 Menschen, die Hahnemann behandelte, nur zwei an dieser Seuche. Selbst bei einer so schrecklichen Krankheit war es also möglich, mit homöopathischen Mitteln die Selbstheilungskräfte so weit zu stärken, dass die Betroffenen diese Krankheit überwinden konnten. Darum ging es Hahnemann und geht es heute allen Homöopathen, die sich gegen die immer wieder geäußerte Kritik an ihrer Methode wehren. Auf die »berätselte« These, was denn nun tatsächlich drin ist in den geheimnisvollen Kügelchen oder verschüttelten Tröpfchen, lautet die Antwort heute, über zweihundert Jahre nach Hahnemann, noch klarer und für viele noch irritierender: nichts. Jedenfalls nichts nach unseren naturwissenschaftlich messbaren Methoden. Diejenigen, denen dieses »Nichts« zu radikal und nackt erscheint, halten sich an die Vorstellung vom »Tropfen« im See.

Jedenfalls war nach der Entdeckung der Molekulargewichte und der Avogadroschen Zahl eindeutig klar, dass in einer Potenz, die höher als C 12 ist, nichts Nachweisbares mehr enthalten sein kann. Aber es ist müßig, hier komplizierte Denkmodelle aufzuführen, um die Wirksamkeit der homöopathischen Potenzen damit zu erklären und zu belegen. Wichtig ist, dass die Homöopathie, wenn sie richtig angewandt wird, das heißt, wenn der betreffende Homöopath das entsprechende Mittel gefunden hat und es dem jeweiligen Symptommuster des Patienten zuordnen kann, hilft.

Zahlreiche Menschen haben freiwillig gelitten, indem sie zur Entdeckung des jeweiligen Reaktionsmusters und damit zur Erstellung des Arzneimittelbildes beitrugen. Wenn Homöopathen seit Hahnemann die Vorgänge, die zur Heilung des Patienten führen, als »geistartig« charakterisieren, ist damit gemeint, dass es sich bei der Wirkung nicht um Erscheinungen der stofflich fassbaren Welt handelt.

Bis über die Mitte des 19. Jahrhunderts hinaus breitete sich die Homöopathie dank ihrer sicheren Methode in aller Welt aus. Gleichzeitig entwickelte sich die naturwissenschaftliche Medizin. Beide Systeme traten in eifersüchtige Konkurrenz. Obwohl sie nicht zu vergleichen sind, wollen beide Systeme Kranke gesund machen, ihnen helfen. Die naturwissenschaftliche Medizin benutzt neben notwendigen chirurgischen Maßnahmen und diagnostischen Methoden viele Medikamente, die für das homöopathische Verständnis die Selbstheilungskräfte nicht stärken, sondern sie mit chemischen »Giften« eher schwächen. Die Homöopathen sehen keinen Sinn darin, nur symptombezogen Viren und Bakterien zu vernichten – für den »homöopathischen Regelkreis«, bei dem Körper-Geist und Psyche zusammengehören und eine Einheit bilden, wird die Krankheit damit nur »verschoben«.

Nach dem homöopathischen Verständnis kann ein Kranker niemals wirklich gesund werden, wenn das Symptom der Krankheit ausschließlich und immer nur unterdrückt und verdrängt wird. Es wird sich daraufhin einen anderen Weg suchen, um wieder aufzutauchen. Genau wie Hahnemann ecken auch die heutigen Homöopathen, wie beispielsweise George Vithoulkas, mit dieser These an. Manche benennen es deutlich und erklären, dass die »chemischen Medikamente für den

Moment die Symptome tilgen, ohne an den wirklichen Zusammenhang der eigentlichen Krankheit heranzukommen. Sie glauben damit, dass Schulmediziner die Symptome beseitigen, damit aber den tatsächlichen Ausdruck der Krankheit verbergen, so dass das Geschehen unter der Oberfläche nicht mehr zu erkennen ist.« Aber damit beginnt, so Hahnemann, »ein neues monströses Übel, eine komplizierte Krankheit bildet sich, oft von sehr empörender Art«. Der wichtige und wesentliche Selbstheilungsprozess kann nicht in Gang gesetzt werden. Der Arzt Werner Buchmann übersetzte die Thesen aus Hahnemanns *Organon* in unsere Sprache:

§ 1: »Das höchste Ziel des ärztlichen Wirkens ist das Heilen, die schnelle, sanfte, dauerhafte Vernichtung der Krankheit in ihrem ganzen Umfange auf dem kürzesten, zuverlässigsten Weg. Hierzu braucht der Arzt vier Einsichten: Die Erkenntnis der Krankheit, die Kenntnis der Arzneikräfte, das Wissen um die Wahl des Heilmittels und die Kenntnis der rechten Gabe.«

Im § 58 schreibt er: »Die allopathische Arzneianwendung verfährt nur einseitig für ein einzelnes Symptom, nur für einen kleinen Teil des Ganzen. Nach kurzer Erleichterung erfolgt Verschlimmerung – nie aber Heilung. Diese Behandlung aller Krankheiten ist bequem, sie erspart das Nachdenken (die mühsamste Arbeit unter der Sonne). Jede Arznei stimmt die Lebenskraft um und verändert das Befinden. Eine sanfte Erstwirkung bringt im lebenden Organismus auch eine so sanfte Gegenwirkung hervor, als zur Heilung erforderlich ist.«

Natürlich wusste auch Hahnemann, dass in manchen Fällen ein allopathisches Eingreifen notwendig ist. Er unterschied sehr genau zwischen chronischen und akuten Krankheiten:

§ 73: »Akute Krankheiten befallen den Menschen auf

Veranlassung von Schädlichkeiten, denen gerade dieser Mensch insbesondere ausgesetzt war, etwa durch heftige Einwirkungen wie Erkältungen, Erhitzungen, Strapatzen, Verheben etc. Dann gibt es sporadisch auftretende Erkrankungen, auf Veranlassung meteorischer oder tellurischer Einflüße und Schädlichkeiten, bei besonders empfindlichen Menschen. Dann gibt es die epidemischen Infekte aus ähnlicher Ursache. Das sind auf gleiche Art wiederkehrende, eigenartige Miasmen, die den Menschen nur einmal im Leben befallen, wie Masern, Keuchhusten, Pocken ... u. Ä.«

Natürlich gibt es Situationen, in denen Antibiotika und Schmerzmittel gegeben werden müssen, und Diagnosen, die eine Operation erfordern. Kein vernünftiger Homöopath wird die so genannte Schulmedizin vollkommen ausblenden, sondern immer verantwortungsvoll abwägen und entscheiden, wann was notwendig ist. Aber es ist lohnend, einmal »übergeordnet« über die verschiedenen Behandlungsformen nachzudenken.

Einer der großen heutigen Homöopathen, der Grieche George Vithoulkas, beschreibt es so: »Die Krankheiten, die wir heute kennen, sind überwiegend auf der mental-emotionalen Ebene. Die Ängste, Phobien, die Depressionen, die mentalen Abweichungen sind heute extrem verbreitet. Und die Frage ist, wie sind wir in diesen Zustand gekommen, wo so viele Menschen auf der geistig emotionalen Ebene krank sind? Haben wir vielleicht die Verantwortung nicht nur für die Umweltverschmutzung und die Belastungen des Lebens, sondern auch für die falsche Art, Krankheiten zu behandeln? Die ganzen Jahrzehnte wurde versucht, Symptome zu unterdrücken. Wenn ich zum Beispiel über lange Zeit Kopfschmerztabletten einnehme ... was passiert jetzt im Organismus? Er wird versuchen, diese Störung auszubalancieren. Dann erscheint sie entweder auf einer anderen Ebene des physischen Körpers oder auf der mental-emotionalen. Man kann mit chemischen Drogen das Gleichgewicht nicht wiederherstellen.«

Hahnemann beschrieb seine Thesen in seiner Schrift *Organon der Heilkunst* mit den Worten: »Mit der Homöopathik ist es ganz anders. Sie kann jeden Nachdenkenden leicht überzeugen, daß die Krankheiten der Menschen aus keinem Stoffe, keiner Schärfe, auf keiner Krankheits-Materie beruhen, sondern daß sie einzig geistartige (dynamische) Verstimmungen den Körper des Menschen belebenden Kraft (des Lebensprinzips der Lebenskraft) sind. Die Homöopathik weiß, daß Heilung nur durch Gegenwirkung der Lebenskraft gegen die eingenommene, richtige Arznei erfolgen kann. Sie bedient sich zum Heilen bloß solcher Arzneien, deren Vermögen, das Befinden (dynamisch) zu verändern und umzustimmen, sie genau kennt.«

Noch mal mit anderen Worten: Ein Stoff, der beim Gesunden bestimmte Krankheitserscheinungen hervorruft, kann diese Erscheinungen am Kranken heilen. Ein kleines, simples Beispiel: Der Stich eines unbekannten Insekts am Unterschenkel schwillt dick entzündlich an und der Betroffene laboriert drei Tage mit Salben und Umschlägen daran herum. Dann nimmt er einige Kügelchen potenziertes Bienengift und die Schwellung geht zurück.

Ein anderes Beispiel, das sicher jeder nachvollziehen kann, der eine bestimmte Form von »aufgekratzter Schlaflosigkeit« kennt. Wer zufällig einmal abends nach dem Essen noch eine Tasse Kaffee getrunken hat und sich danach die halbe Nacht schlaflos im Bett herumwarf, wird verstehen können, dass die Potenz »Coffea« bei Schlaflosigkeit eingesetzt werden kann. Oder: Menschen, die sich verbrüht haben, folgen oft dem ersten Reflex – der leider falsch ist – und lassen kaltes Wasser über die betroffene Stelle laufen. Erfahrene

Köche wissen jedoch, dass es besser ist, heißes Wasser zu benutzen.

Da die Homöopathie umfassend den ganzen Menschen meint und nicht nur einen Teil, zum Beispiel ein Organ, behandelt, erscheint es logisch, dass auch seelische Krankheiten behandelbar sind. Hahnemann schrieb dazu in seinem *Organon:*

§ 214: »Geistes- und Gemüthskrankheiten werden nicht anders behandelt, als alle übrigen Krankheiten.« Oder:

§ 220: »Die verdeckten und noch bestehenden Körpersymptome sowie der jetzige Geistes- und Gemüthszustand bieten zusammen das vollständige Krankheitsbild.«

Klingt alles ganz einfach, aber das ist es natürlich nicht. Im Gegenteil, die weitreichend geprüfte Arzneimittellehre der Homöopathen ist ein sehr kompliziertes Geflecht, das neben ausführlichem Grundlagenwissen ein fast detektivisches Gespür erfordert, das jeweils richtige Mittel zu finden und zuzuordnen. Hahnemann nannte es die Gabe von »nachdenklichen Verstand und ungebundener Urteilskraft«.

Die Behandlung von seelisch erkrankten Menschen gehört aber auf jeden Fall in die Hände von Fachkräften – also Psychiatern –, die außerdem über das homöopathische Grundlagenwissen verfügen, jenen Ärzten, die über die vielfältigen Symptome, Reaktionen und Diagnosen Bescheid wissen. Es wäre daher vermessen und falsch, zu behaupten, jeder Homöopath könne Menschen mit seelischen Krankheiten und Störungen behandeln.

Die Homöopathie basiert auf einem Konzept von Gesundheit und Krankheit, das in seiner umfassenden Leib-Seele-Betrachtung in der heutigen Medizin nicht zu finden ist. Die Grundlage aller Pole war für Hahnemann, wie er es nannte, die zugrunde liegende *Lebenskraft.* Er erklärte: »Wenn ein

Mensch körperlich oder seelisch krank wird, projiziert sich diese dynamische Verstimmung nach außen. Im gesunden Zustande des Menschen waltet die geistartige, als Dynamis den materiellen Körper belebende *Lebenskraft* unumschränkt und hält alle seine Theile in bewunderungswürdig harmonischem Lebensgange in Gefühlen und Thätigkeiten, so daß unser unwohnende, vernünftige Geist sich dieses lebendigen, gesunden Werkzeugs frei zu dem höheren Zwecke unseres Daseins bedienen kann.«

Übersetzen wir die viel beschworene Lebenskraft in unsere Zeit mit dem Wort *Selbstheilungskraft* – jenem Potential an eigener Kraft, über das jeder Mensch in viel größerem Maße verfügt, als er glaubt. Das Vertrauen darin muss bei vielen Menschen erst einmal wachsen. Wer anfängt, darüber nachzudenken, registriert vielleicht zum ersten Mal, dass keine Operations- oder andere Wunde ohne diese Kraft heilen würde. Auch bei allen unterstützenden Maßnahmen heilt eine Grippe von allein und braucht eben ihre Zeit.

Seelische Schmerzen können ebenfalls heilen, wenn die »Wunde« (im übertragenen Sinne) versorgt und angeschaut wurde und stärkende und aufbauende Elemente dazu kommen. Homöopathie kann dabei helfen.

2 Hahnemann und die Psychiatrie

Hahnemanns Zeit, das ausgehende 18. Jahrhundert, war die Zeit der Aufklärung. Menschen mit psychischen Krankheiten, die »armen Irren«, wurden menschenunwürdig behandelt. Sie wurden ausgegrenzt und vegetierten in dunklen Kellerverliesen, oft in Zwangsstühlen, Zellen und Käfigen angekettet vor sich hin. Wer heute Bilder aus dieser Zeit sieht, kann nicht glauben, dass Menschen andere, noch dazu kranke Menschen so behandelt haben. Aber für grausames, menschliches Verhalten gibt es ja leider auch viele andere beklemmende Beispiele.

Mit der beginnenden Industriealisierung veränderten sich die äußeren und inneren Begebenheiten für die Menschen. In England entwickelte sich eine anatomisch begründete Neurologie. William Cullen prägte den Begriff der Neurosen und ein Konzept einer einheitlichen Nervenkraft, auf das sich Hahnemann und hundert Jahre später auch der Psychoanalytiker Sigmund Freud bezogen. Hahnemann interessierte sich für den ganzheitlichen Ansatz, Freud griff den Begriff der Neurosen auf. Im freiheitlichen Geist von Rousseau und Pestalozzi konnten die »Irren« endlich die Ketten ablegen. Sie wurden nicht mehr für ihre sie quälenden Zustände bestraft.

Hahnemann gründete mit der Unterstützung wohlhabender Gönner 1792 eine erste »psychiatrische« Klinik. Er setzte sich dafür ein, dass psychisch Kranke als Individuen akzeptiert wurden und verkündete: »Irrsinn ist heilbar!« Er veröffentlichte einen bahnbrechenden Artikel, der damals mit Kopfschütteln und Befremden aufgenommen wurde:

»Die gewöhnlich mit Zuchthaus und Armenversorgung verbundenen Irrenhäuser sind im allgemeinen so eingerichtet, daß diese Elenden nur ernährt und überdieß in schauderhafter Verwahrung erhalten werden, daß sie sich und anderen kein Leid tun und weiter geschieht nichts. Gemeiniglich werden sie durch Nebenumstände durch rohe und verkehrte Behandlung von den Wärtern nur noch wahnsinniger und unheilbarer. Ich freue mich, den Entschluß eines mir und der Welt von der besten Seite bekannten, gelehrten und praktischen Arztes ankündigen zu können, welcher im Begriff ist, eine Genesungsanstalt für etwa vier irrsinnige Personen aus vermögenden Häusern dergestallt einzurichten, daß er seine ganze Zeit und alle seine Kenntnisse bloß für sie verwendet, daß sie Tag und Nacht unter seiner Aufsicht bleiben, daß sie durch keine Schläge, keine Ketten oder ähnliche harte Behandlungen zur Vernunft gebracht und daß überhaupt alles, was reifes Nachdenken, gütliche Zuredungen und äußere und innere, ihm größtenteils eigene arzneyliche Behandlungen von der ausgesuchtesten Art bewirken vermögen ...« (Appell 1993)

Es war eine Zeit der allgemeinen Umwälzung. Vieles wurde reformiert ... Der französische König saß im Kerker, Rousseaus Gedanken hatten viele Menschen erreicht, und es begann ein etwas freiheitlicherer Geist zu wehen ... Die Zeitung in Gotha, in dessen Nähe diese erste besondere Nervenklinik eröffnet wurde, schrieb weiter:

»Die Genesungsanstalt für wahnsinnige Personen aus den höheren Ständen ist seit einiger Zeit wirklich eröffnet worden. Ein wahrer deutscher Landesvater fand diesen Vorschlag zur Milderung des menschlichen Elends so wünschenswert, daß er zur Ausführung desselben eines seiner Landhäuser bestimmte. Hier sind alle Vorbereitungen gemacht, daß diese Unglücklichsten unter den Kranken Sicherheit und menschenfreundliche Behandlung finden, neben allem, was die Heilkunst zu ihrer Wiederherstellung zu leisten vermag.« (Appell 1993)

Aber zuerst gab es nur einen einzigen Patienten, den Schriftsteller Klockenbring, der in den Genuss dieser besonderen Behandlung kam, denn es war natürlich sehr teuer, so individuell betreut zu werden, und so wurde diese besondere Genesungsanstalt lange Zeit von nur sehr wohlhabenden Bürgern besucht. Hahnemann beobachtete seinen Patienten in der ersten Zeit genau und ließ ihn frei gewähren. Er schilderte Klockenbrings Tobsuchtsausbrüche, seinen manischen Erregungszustand bis ins kleinste Detail:

»Unaufhörlich Tag und Nacht rastete er fort und kam keine Viertelstunde zu sich. Wenn er ermattet auf sein Lager niedersank, so war er schon nach wenigen Minuten wieder auf den Füßen. Entweder erklärte er mit der drohendsten Miene, als Richter, Kapitalstrafen für Verbrecher, wofür er oft seine damaligen Obern erklärte, oder er verlor sich in Deklamationen heroischer Art, dann pfiff er wieder ein Gassenlied, wälzte sich im Grase ... Bald danach dünkte es ihm alles um Jakob und Esau in Hebräisch zu erzählen, dabei ging es ihm um den Stand der Erstgeburt, aber alles nie zu Ende, weil ihn unaufhörlich eine neue Idee in fremde Regionen trieb ... Dann weinte und schluchzte er wieder und warf sich zum Erstaunen des Wärters zu seinen Füßen. Urplötzlich aber erhob er sich wieder mit dem gräßlichsten und tönendsten Gebrüll ... Das Bewundernswürdigste war die Richtigkeit in den Ausbrüchen alles dessen, was ihm sein Gedächtnis aus Schriften in allerlei Zungen darreichen mußte, vorzüglich alles dessen, was er sich in seiner Jugend zu eigen gemacht hatte ...

Noch erstaunlicher als sein fast unerschöpfliches Reper-
toire an Rezitationen und Deklamationen war seine offensichtlich bis zur hellseherischen Fähigkeit übersteigerte Sensi-
tivität. So wie er sich zu bessern anfing, wurde diese Fähigkeit
immer schwankender und dann bei vollkommener Rückkehr
seines Verstandes, war sie nicht mehr und nicht weniger als
die eines jeden Menschen.« (Peter Seiler in: Appell 1993)

Hahnemann und der Arzt Pinel begannen psychisch
Kranke mit anderem Blick zu sehen, sie menschenwürdig und
taktvoll zu behandeln. Sie warnten davor, die Kranken durch
Hohn, Betrug oder Täuschungen zu hintergehen. Hahnemann war auch im Umgang mit psychisch Kranken für die damalige Zeit revolutionär. Er blickte weit über seine Zeit hinaus. Kaum ein Psychiater unserer Zeit möchte hören, dass es
ausgerechnet ein Homöopath war, der diesen Impuls, der bis
heute weiterlebt, kreierte ...

Besonders imponiert die Offenheit und Unvoreingenom-
menheit, mit der Hahnemann sich seinem Patienten näherte.
Diese genaue und neutrale Beobachtungsgabe ist für die allgemeine und gerade für die spezielle homöopathische Anamnese
bei psychisch kranken Menschen bis heute von großer Bedeutung. Es gibt keine Trennung zwischen Leib und Seele, den
Arzt interessiert jedes kleinste Detail, auf jeder Ebene. Auch
der Patient, der wegen körperlicher Symptome in die Praxis
eines Homöopathen kommt, wundert sich manchmal, welche
Fragen er beantworten soll. Ob er Angst vor Spinnen, Schlan-
gen oder Gewitter habe ...? Was spielt es für eine Rolle, ob er
eher ängstlich oder mehr draufgängerisch ist? Was macht ihm
Kopfzerbrechen? Grübelt er schnell? Außerdem interessieren
verschiedene Merkmale seiner Konstitution, die seine psychischen Befindlichkeiten betreffen. Genauso ist es auf der anderen Seite für den psychiatrisch geschulten Homöopathen
wichtig, bei psychischen Erkrankungen alles über mögliche

körperliche Leiden und Zusammenhänge zu erfahren (siehe auch Kapitel 5).

Hahnemann versuchte, durch Klockenbrings verbale Tiraden und Deklamationen einen Einblick in die Welt seines Wahns zu bekommen. Interessant ist, dass er nicht dem »Ursachenwahn der Epoche« erlag. Er wollte nicht schnell und unangemessen »einordnen«, sondern sammelte einen großen »Möglichkeitsraum«, in dem er die »Als-Ob-Persönlichkeit« Klockenbrings zuerst einmal akzeptierte. Aus jeder Begegnung baute sich Hahnemann sein »Rüstzeug« für seine noch zu formulierende Theorie der Praxis. Er beobachtete die verschiedenen Ausdrucksmöglichkeiten des Patienten und achtete gleichzeitig auf die konstitutionelle Verfassung.

Aus Hahnemanns Berichten über Klockenbring ist bekannt, dass dieser bereits einige Jahre vor dem Ausbruch seiner Verstandesverwirrung körperlich krank war oder sich hypochondrisch krank fühlte. Hahnemann sah darin einen rhythmischen Übergang der Symptome und einen tatsächlichen Zusammenhang der leiblich-seelischen Situation. Der gestörte Tag-Nacht-Rhythmus seines Patienten war auffallend und der kindliche Aberwitz in seinem Verhalten, der die Bindung an Reifungsstufen abgelöst hatte.

Auch der Philosoph Schopenhauer sowie Sigmund Freud und andere »romantische Ärzte« nahmen das »leib-seelische Zusammenspiel« ernst. Es wurde zum Ansatzpunkt ihrer therapeutischen Bemühungen.

Die heutige »chemische Revolution« und die sehr einseitige Einordnung unter dieses Diktat hat sich von jenem Gedanken leider immer weiter entfernt. Mit der homöopathischen Anamnese beließ Hahnemann dem Patienten die individuelle Kommunikationsmöglichkeit und nahm Momente der freien Assoziation vorweg, die später in der Psychotherapie eine große Rolle spielen sollte. Freud formulierte es so:

»Die individualisierende Untersuchung eines Krankheitsfalles ... verlangt von dem Heilkünstler nichts als Unbefangenheit und gesunde Sinne. Aufmerksam im Beobachten und Treue im Aufzeichnen des Bildes der Krankheit. Wie im analytischen Erstgespräch ist die innere Bereitschaft des Therapeuten gefordert, sein Unbewußtes dem Unbewußten des Patienten begegnen zu lassen. Es geht darum, dem Patienten stillschweigend und wenn möglich ohne Unterbrechung ausreden zu lassen.« (Appell 1993)

Ergänzend ist Hahnemann zu zitieren, der betont, dass die Anamnese anzureichern sei durch »klügliche Wendungen der Fragen« nach »den etwanigen, entehrenden Veranlassungen, welche der Kranke oder die Angehörigen nicht gern, jedenfalls nicht von freien Stücken gestehen« (Anm. 133 *Organon*). Dazu gehören unter anderem Ausschweifungen und auch erlittene Misshandlungen. So finden wir bei Hahnemann bereits eine Vorwegnahme der sexuellen Genese der Neurosen. Einige Psychologen späterer Zeit griffen diese Thesen auf.

Der Psychoanalytiker Alexander Mitscherlich umschrieb es in unserem Jahrhundert mit den Worten: »Der zentralste dieser Gedanken ist, daß es der Tiefenpsychologie nicht so sehr auf die Ähnlichkeit der Krankheitszeichen, auf das Typische eines Krankheitsbildes ankommt, als auf den einzelnen in seiner Krankheit.« (Appell 1993)

Das heißt, eine glückliche Verbindung zwischen Arzt und Patient, sowohl bei der homöopathischen Anamnese als auch beim analytischen Erstgespräch, kann in beiden Fällen den Beginn einer Heilung auslösen. Geht es in der Psychoanalyse (oder anderen psychotherapeutischen Verfahren) darum, an alte Konflikte und Traumata heranzukommen, sie zu erinnern und noch einmal zu erleben und durchzuarbeiten, so soll durch das richtige homöopathische Mittel eine Heilung von oben nach unten, von innen nach außen und in der umgekehrten Reihenfolge des Erscheinens der Symptome erreicht werden. Heilung beinhaltet immer eine Rückkehr zu den Quellen des Leidens. Und dafür gibt es viele Gründe. Sehen die meisten Psychiater und Nervenärzte die psychische Krankheit als eine »Entgleisung des biochemischen Stoffwechsels« an, für die es keine äußeren lebensgeschichtlichen und biographischen Gründe gibt, so erkannte schon Hahnemann viele Ursachen als Auslöser einer psychischen Krankheit.

Im *Organon* § 215 erklärt er: »Fast alle sogenannten Geistes- und Gemüthskrankheiten sind nichts anderes als Körperkrankheiten, bei denen das, jeder eigenthümliche Symptom der Geistes- und Gemüths-Verstimmung, sich unter Verminderung der Körper-Symptome (schneller oder langsamer) erhöhet und sich endlich bis zur auffallendsten Einseitigkeit, fast wie ein Local-Übel in die unsichtbar feinen Geistes- oder Gemüths-Organe versetzt.«

Über die Ursachen psychischer Krankheiten schreibt er an anderer Stelle, § 225: »Es gibt dagegen wie gesagt, allderdings, einige wenige Gemüths-Krankheiten, welche nicht bloß aus Körper-Krankheiten dahin ausgeartet sind, sondern auf umgekehrten Wege, bei geringer Kränklichkeit, vom Gemüthe aus, Anfang und Fortgang nehmend, durch anhaltenden Kummer, Kränkung, Ärgerniss, Beleidigungen und große, häufige Veranlassungen zur Furcht und Schreck. Diese Art von Gemüthskrankheiten verderben dann oft mit der Zeit, auch den körperlichen Gesundheits-Zustand in hohem Grade.«

Damit wird das heutige Verständnis der psychosomatischen Erkrankungen angesprochen, und dazu gehören nicht verarbeitete und verdrängte Erlebnisse. Vor allen Dingen traumatische Erfahrungen. Der Mensch wird krank, oft so sehr, dass der biochemische Stoffwechsel des Gehirns durcheinander gerät. Das homöopathische Mittel greift jedoch nicht zentral in den chemischen Stoffwechsel ein wie alle Psychopharmaka, sondern erreicht, wenn es das richtige, ihm entsprechende ist, den ganzen Menschen.

Sicherlich kann man heute auch von gemeinsamen Ausrichtungen von Homöopathie und Psychoanalyse sprechen. Bei beiden Formen müssen sich Arzt und Patient »anähneln«, das heißt, sie müssen sich in eine Ähnlichkeitsbeziehung begeben, soll es tatsächlich wirken. Noch einmal Samuel Hahnemanns Gedanken über den Umgang mit psychischen Krankheiten:

§ 226: »Bloß diese, durch die Seele zuerst angesponnenen und unterhaltenen Gemüths-Krankheiten, lassen sich, so lange sie noch neu sind und den Körper-Zustand noch nicht allzu sehr zerrüttet haben, durch psychische Heilmittel: Zutraulichkeit, gütliches Zureden, Vernunftgründe, schnell in Wohlbefinden der Seele (und bei angemessener Lebensordnung auch scheinbar in Wohlbefinden des Leibes) verwandeln.« Und § 228: »... als beihülfliche Seelen-Diät, muß ein passendes, psychisches Verhalten von Seiten der Angehörigen und des Arztes gegen den Kranken sorgfältig beobachtet werden.«

Damit ist keine irrationale Gefühlstümelei und Irrationalität gemeint. Aber der wirklich helfende Arzt muss mitfühlen, miterleben und verstehen können. Am Ende seiner Betrachtungen über Klockenbring spricht Hahnemann von seiner Freundschaft für ihn. Er schreibt:»Man soll aber seine eigene Rolle nicht überschätzen, sondern Demut vor dem Wirken der Arzneien bewahren. Es ist ein Geschenk, diese zu übermitteln.« (Appell 1993)

Interessanterweise machte Hahnemann bei seinen Studien mit Klockenbring keinerlei Aufzeichnungen über die Mittel, die er ihm gab. Heutige Homöopathen und interessierte Psychiater tappen im Dunkeln und können sich das vor allem deshalb nicht erklären, weil Hahnemann sonst immer alles ausführlich notierte. Klockenbring wurde von seiner Psychose geheilt, verstarb aber zwei Jahre später nach einem chirurgischen Eingriff an Nierenversagen.

Abschließend möchte ich an dieser Stelle den Homöopathen Jürgen Becker zu Wort kommen lassen, der in dem in diesem Kapitel häufig zitierten Buch *Homöopathie, Psychotherapie & Psychiatrie* von Rainer G. Appell schreibt: »Hahnemann kannte im wesentlichen zwei Dimensionen homöopathischen Wirkens, die Heilung bei akuten Krankheiten, die er in den ersten Jahrzehnten betrieb und in seinem hohen Alter die Heilung bei chronischen Krankheiten, die den ganzen Menschen, insbesondere seine psychischen Aspekte mit einbezieht. Dazu gehören auch akute und chronische psychiatrische Zustände, die die Medizin heute als typische Indikationen für viele Arten der Psychotherapie betrachten würde.

Die homöopathische Praxis lehrt etwas anderes: Es gibt keine Grenzen für die homöopathische Wirkung außer der Grenze der Wahrnehmungsfähigkeit des Patienten, des Arztes und Prüfers. Mit anderen Worten: Alle Bereiche des menschlichen Lebens können durch die potenzierte Arznei dynamisch affiziert werden, sowohl bei der Prüfung wie auch bei der Behandlung. Ich möchte einige nicht so selbstverständliche Bereiche nennen: Träume, zufällige Lebensereignisse, Begegnungen, Gedanken, Assoziationen, Erinnerungen, Interessen, Sympathien, Antipathien, Ahnungen, Wahnideen, Phantasien und vieles mehr, als das was wir klassischerweise als ›Zufälle und Symptome‹ auffassen. An dieser Stelle ist es gut, die Ebene der theoretischen Diskussion zu verlassen und sich auf die Ebene der ›Sprache der Natur‹, der ›Phänomene‹ zu begeben.«

3 Tabu und Stigma psychischer Krankheiten

Wenn jemand krank ist, eine Operation vorgenommen werden muss oder er sonstige körperliche Beschwerden hat, erzählt er meist in epischer Breite allen Freunden und Bekannten von seinem Leiden. Er holt sich Rat, Trost, Tipps und die Adressen guter Ärzte. Wer jedoch psychisch erkrankt, fällt nicht nur in eine große Untiefe im Inneren, sondern gesellschaftlich und auch meist familiär ins Abseits. Er zieht sich zurück und die Menschen »draußen« halten Abstand. Der Erkrankte wird medikamentös behandelt und verschweigt meist schamhaft sein Leiden.

Mit dieser Haltung verbinden sich zwei Pole. Auf der einen Seite bietet das Tabuisieren der Situation oft auch eine notwendige Schutzzone für den Erkrankten, auf der anderen Seite bedeutet dieses Tabu auch, in einem bestimmten Sinne unerreichbar zu werden und ausgegrenzt zu sein. Depressionen, Panikattacken, die großen psychischen »Volkskrankheiten«, um es etwas ironisch zu formulieren, werden mit Tabletten »in Schach« gehalten, und diese Tabletten ermöglichen vielen auch, diese Krankheit zu verheimlichen. Die Kluft zwischen dem Leistungsanspruch einer gesunden und funktionierenden Gesellschaftsschicht und der eben nicht gesunden wird immer größer. In unserer »coolen Managergesellschaft«

bedeutet psychisch krank zu sein, zweifach geschädigt zu sein: Zum einen wird die Erkrankung ohnehin als störender und auch beängstigender Faktor eingestuft, zum anderen ist ein Erkrankter eben nicht mehr »leistungsfähig« im Sinne unserer Leistungsgesellschaft.

Kaum einer der Betroffenen findet den Mut, offen über seine Erkrankung zu sprechen. Und kaum einer »der anderen« will auch etwas wissen über diese »andere Wirklichkeit«. Wie ein unsichtbares Stigma klebt an den Betroffenen der Aufdruck »psychisch krank«. »Der ist ja nicht ganz dicht.« »Der hat sie nicht mehr alle.« Mit diesen Sätzen aus dem Volksmund bezeichnet man noch fast liebevoll jemanden, der etwas daneben ist. Er verhält sich nicht so, wie es sein sollte und wie man es gerne haben will. Das jedoch hat noch lange nichts mit psychischer Krankheit zu tun. »Du spinnst wohl ...«, sagen alle einmal zueinander, um damit einfach nur den Ärger über eine unangemessene Verhaltensweise auszudrücken. Aber hinter der Umschreibung »Der war schon mal in der Psychiatrie ...« oder, noch krasser »in der Klapse«, meistens mit ganz besonderem Tonfall vorgetragen, liegt schon die Ablehnung. Um Himmels willen!

Damit möchte keiner etwas zu tun haben. Die Berührungsangst ist riesengroß. Sie geht bei manchen so weit, dass sie niemals den Fuß in eine psychiatrische Klinik setzen würden. Es könnte ja ansteckend sein ..., wenn der Geist aus dem Ruder gerät, weil ihn Gefühle überschwemmen, der Betroffene sein Verhalten verändert, seine Stimmungen schwanken.

Psychisch Kranke wurden und werden ausgegrenzt, weggesperrt, von den Familien ausgesondert. Das war schon immer so, und zu manchen Zeiten kam es zu schreckenserregenden und unfassbaren Reaktionen. Im Dritten Reich wurden psychisch kranke Menschen, die nicht in das fatale Denkmuster dieser Zeit passten, ausschließlich weggesperrt und oft auch umgebracht. Ihr Leben war nicht lebenswert. Aber heute, in einer ach so aufgeklärten und »modernen« Zeit, wundert es doch, dass die Schere zwischen der immer rationaler und leistungsorientierter werdenden Gesellschaft und der Zunahme der psychischen Erkrankungen immer weiter auseinander geht. Überforderungen aller Art sind der Nährboden für diese Krankheit.

Innerer und äußerer Stress beschleunigen den Vorgang. Ein Mensch gerät unter Druck. Irgendwann reichen die seelischen Abwehrventile nicht mehr aus. Fast immer sind emotionale Krisen oder unverarbeitete traumatische Erlebnisse der Auslöser. An einem besonders belastenden Punkt im Leben werden die lange zurückgehaltenen Überforderungen sichtbar und steigen an die Oberfläche. Auslöser sind oft Trennungen, Todesfälle, auch unglückliche Verliebtheiten oder Geburten, Familiengründungen. Veränderungen oder ein Zuviel an emotionalem »Übermaß« können manche Menschen an den Rand ihrer seelischen Kraft bringen.

Unbewusst hat jeder Mensch davor Angst. Keiner lebt auf hundert Prozent sicherem Boden vor psychischen Krisen. Jeder fünfte Bundesbürger (siehe Vorwort) gerät einmal in seinem Leben in einen behandlungsbedürftigen Zustand. Wie der dann verläuft, hängt von vielen Faktoren und vor allen Dingen von den Selbstheilungskräften des Einzelnen ab. Eine verständnisvolle und offene Gesellschaft wäre an dieser Stelle hilfreich. Aber das ist wohl (noch) ein Wunschtraum. Deshalb schlucken viele Menschen stumm und ohne jemals ein Wort darüber zu verlieren ihre Pillen. Die Hausfrau, die mit ihren Kindern nicht mehr ins Kaufhaus gehen kann, weil sie dort von unerklärlichen Panikattacken überfallen wird, der Manager mit den Phobien, der Rechtsanwalt mit der Zwangsmanie ... alle diese psychischen Symptome sind bereits eingeordnet in unsere Leistungsgesellschaft, die nur noch stumm fordernd aufblinkt: Funktionieren, funktionieren ... wegdrängen, was nicht ins System passt und bloß nicht störend hinter die Kulissen schauen.

Menschen, die »psychisch auffällig« werden, machen Angst, weil sie ihre Gefühle nicht mehr lautlos verstecken können. Ihre Zustände erinnern und mahnen daran, hinzuschauen und einen anderen Verständniszugang zu seelischen Bereichen zu finden. Sie stören die verunsicherte, bequeme Gesellschaft, die sich darin eingerichtet hat, alle Dinge lösen zu können. Die wissenschaftliche »Beweisbarkeit« ist eines der größten Beruhigungsmuster, hinter denen sich alle gerne verstecken. Nur das, was wissenschaftlich bewiesen werden kann, hat den Anspruch auf Richtigkeit, auf Wahrheit. Gerade aber bei der Erforschung der psychischen Krankheiten versagt die wissenschaftliche Beweisbarkeit bisher. Alles genetisch bedingt? Stoffwechselstörungen im Gehirn? Entgleisungen? Warum passieren sie?

Tatsache ist, dass die psychiatrische Forschung zwar eine Fülle von marginalen Details brachte, aber keine wirkliche Erkenntnis, wie beispielsweise die bis heute rätselhafteste aller Krankheiten, die Schizophrenie, wirklich zu erklären ist. Niemand, der »rein medizinisch« denkt, kann, wenn er ehrlich ist, den verborgenen Sinn des psychotischen Erlebens wirklich entschlüsseln. Er muss ihm verborgen bleiben, solange er sich weigert, auf die Stimme des Patienten zu hören und von ihm zu lernen.

»Schizophrenie heißt Spaltungs-Irresein, doch der Schizophrene erliegt seinen Wahnvorstellungen ja gerade deshalb, weil ihm die Spaltung misslingt, die wir alle täglich leisten: die Abspaltung der Symbolwelt des Unbewussten von der Alltagsrealität unseres rationalen Bewusstseins. Er erlebt plötzlich Einbrüche von Inhalten des Unbewussten, deren Symbolcharakter er verkennt und verkennen muss, solange seine

Therapeuten ihm nicht helfen, diesen symbolischen Sinn zu verstehen, sondern seine fremdartigen Erfahrungen lediglich mit Zwang und Ausgrenzung und der chemischen Keule zu unterdrücken versuchen«, schreibt der *ZEIT*-Mitarbeiter Hans Krieger in seinem Vorwort zu dem Buch *Auf der Spur des Morgensterns*, in dem die inzwischen über achtzigjährige Dorothea Buck – eine der Mitbegründerinnen eines bundesweiten Selbsthilfeverbandes der Psychiatrie-Erfahrenen – unter dem Pseudonym Sophie Zerchin ihre bedrückende Geschichte ihrer verschiedenen Psychose-Erfahrungen beschreibt.

Dieses Buch hat Schleusen geöffnet, hat Menschen bestätigt, aus ihrer beklemmenden Anonymität herauszutreten, sich in Selbsthilfegruppen zusammenzutun und auch »für die Stimme des Patienten« offene Psychiater und Therapeuten animiert, für einen anderen Umgang mit psychisch kranken Menschen einzutreten und damit entscheidende Veränderungen im gesamten Psychiatriewesen erreicht.

Hans Krieger schreibt: »In frühen, vorrationalen Kulturen stand der Wahnsinnige dem Göttlichen nahe, seine Erfahrung reichte über menschliches Durchschnittsmaß hinaus. Das Zeitalter der Vernunft unterwarf ihn der Gewalt, zunächst der rohen Gewalt der Arbeitshäuser und Narrentürme, später der sublimen Gewalt der Medizin. Die Ausgrenzung und Stigmatisierung der ›Geisteskranken‹ dient auch der Ausgrenzung und Dimension einer erweiterten Erfahrung. Die Geschichte der Psychiatrie beginnt als eine Geschichte der physischen und psychischen Folter. Ansätze zur humaneren Behandlung entwickeln sich nach und nach, immer wieder bedroht von Rückfällen und der Gefahr, selber in larvierte Gewalt umzukippen. Die Gewalt steckt schon im Ansatz, in dem der Wahnsinnige für krank im medizinischen Sinn erklärt wird. Damit wird ihm die menschliche Bedeutung seines Fühlens und Denkens aberkannt. Er verliert seine Subjekt-Qualität und wird zum bloßen Objekt der Diagnose.«

Doch zum Glück tut sich wieder etwas, lockert sich in der letzten Zeit einiges, das helfen kann, diese Berührungsängste abzubauen. Immer mehr Psychiater und Therapeuten haben angefangen, auf die »Stimme der Patienten« zu hören, sie geben ihnen mehr Raum, lernen zuzuhören, und sie versuchen, ihr Expertenwissen in eine gewandelte Psychiatrie einzubringen. Dorothea Buck weist nachdrücklich darauf hin, dass es nicht ausreicht, im psychotischen Erleben einfach die Auswirkung eines geistigen Defekts, eines fehlgesteuerten Gehirns zu sehen. Zugleich dokumentiert sie in ihrem Buch auch die Inhumanität der Psychiatrie in der schlimmsten Zeit unserer Geschichte, im Dritten Reich, in der wie erwähnt »Geisteskranke« umgebracht und zwangssterilisiert wurden. In einer Zeit, in der die schlimmsten Verbrechen an Menschen begangen wurden, psychisch Kranke als »minderwertiges Leben« galten, lebte sie lange Zeit selbst in der Psychiatrie und wurde dort als junge Frau zwangssterilisiert. Sophie Zerchin fand aus eigener Kraft einen Weg aus der Wahnverstrickung und damit aus dem Kreislauf der Anstaltsaufenthalte.

Hans Krieger: »Als sie erkannte, daß ihre Wahnvorstellungen aus dem eigenen Inneren kamen und symbolisch verstanden werden wollten (etwa wie die nächtlichen Träume des ›Normalen‹), hatte sie den Schlüssel zu ihrer Selbstheilung gefunden. Sie verweigerte die Medikamente und wurde gesund durch ein vertieftes Selbstverständnis.

Wenn ein besonders begabter Mensch den Weg der Heilung durch Verstehen aus eigener Intuition finden und gehen kann, obwohl alles darauf abgestellt ist, ihn daran zu hindern –, wie viele andere könnten diesen Weg auch gehen, wenn sie dabei tatkräftige und verständnisvolle Unterstützung fänden?«

Unsere Vorstellungen von normal und nicht normal sind viel zu eng gesteckt. All die gängigen und antrainierten Schubladen sind zu klein, es passen nur ungenaue, einseitige und oft vage und auch fehlerhafte Erkenntnisse hinein, die dem ganzen komplexen Gebiet der psychischen Krankheiten nicht gerecht werden und vor allen Dingen nicht den Menschen, die unter ihnen leiden. Sich einmal anders diesem Angst machenden Phänomen zu nähern, löst die Starre, in der sich so genannte Normale und Nichtnormale gegenüber stehen. Mehr darüber zu reden, überhaupt darüber zu reden und nicht schamhaft zu schweigen, ist ein erster, wichtiger Schritt.

In den Selbsthilfegruppen und Psychose-Seminaren wird das getan. In den Letzteren treffen sich Betroffene, Psychiater, Psychologen sowie Angehörige und Studierende. Diese Öffnung nach allen Seiten beinhaltet eine große Chance zu Veränderung der zementierten Situation. In diesem mitmenschlichen Kontakt und dem gegenseitigen Hören und Sprechen öffnen sich auch Gefühlsbarrieren, können Gefühle ausgedrückt, benannt werden. Gefühle werden als Symptom-Ursache mit wahrgenommen. Und dass es immer wieder auch um abgedrängte Gefühle geht, schreibt auch Dorothee Buck:

»Die Unterdrückung unserer Gefühle scheint mir neben dem Zwang, unsere Psychose-Erfahrungen als sinnlos von uns abzuspalten, das schlimmste zu sein, was uns die Psychiatrie antut. Alle starken Emotionen galten immer als krankhaft und wurden als Widerstand bekämpft. Alle Emotionen, so berechtigt sie auch sein mochten, wurden so ins Unbewußte verdrängt. Auch heute noch bekämpft die Psychiatrie die Emotionalität der Patienten mit einem ganzen Arsenal von gefühlsunterdrückenden Maßnahmen; Betäubung, Dauerschlaf, gefühlsreduzierende Psychopharmaka. Und nach der Entlassung zwingt uns der Makel, der uns als ›Geisteskranker‹ anhaftet, uns so angepaßt und unauffällig zu geben, wie es als normal gilt, also unsere wahren Gefühle weitgehend zu verleugnen.«

Die Psychiater machen sich meist auch nicht klar, welche »Macht« sie nicht nur über die Patienten haben, sondern auch über deren Angehörige. Sie tragen das spezifische gehirnstoffwechselgestörte »Krankenbild«, das »einfach so« auftritt, ohne emotionalen Zusammenhang in die Familien und damit in die Gesellschaft.

Sophie Zerchin fragt: »Wenn das Erleben des Patienten als sinnlos entwertet wird – wie soll da nicht der Kontakt zu den nächsten Angehörigen beschädigt werden? Denn trotz großer Verschiedenheit der Psychose-Inhalte scheint das Grundmuster immer ähnlich zu sein. Bei jedem ging ein seelischer Konflikt, eine Lebenskrise oder eine schwere Belastung voraus, die er vergeblich zu bewältigen versuchte, bis eine Grenze erreicht war. Mit der Psychose bricht eine Kraft auf, die die Führung übernimmt.«

Es ist eine Folge des Ergriffen- oder Überwältigtseins durch das aufgebrochene Unbewusste. Nur das gemeinsame Betrachten und vorsichtige, bewusste Annähern an diese Vorgänge kann helfen, die vielen Schranken und das Tabu »Psychische Krankheit« sowie die Stigmatisierung für den Betroffenen abzubauen. Dabei wird das Wort, die Etikettierung »Krankheit« auch immer wieder kritisiert. Natürlich sind die auftretenden Formen, die Befindlichkeitsstörungen, Teil einer Krankheit. Aber diese Krankheit gehört zum erkrankten Menschen. Es ist falsch, sie abzuspalten. Vielleicht macht es schon einen kleinen Unterschied, wenn hier von Er-krankung gesprochen wird. Denn das beinhaltet doch etwas hoffnungsvoller die mögliche Heilung.

4 Gesellschaft und Gefühle

Seit die Menschheit forscht und nach wissenschaftlichen, abgesicherten Erkenntnissen sucht, die auch das erklären sollen, was unfassbar erscheint, steht die Frage im Raum, wie psychische Erkrankungen entstehen.

Die rein biochemisch ausgerichteten Wissenschaftler behaupten, es gibt ein entsprechendes Gen, alles sei – wie in den vorangegangenen Kapiteln erwähnt – ausschließlich eine Krankheit des Gehirns, und mit dieser These drängen sie weitere Fragen nach anderen Zusammenhängen an den Rand. Sie interessieren sich nicht für frühkindliche belastende Erlebnisse und Traumata, die Auslöser sein können. Erhöhte Stoffwechselwerte belegen für sie ihre Meinung, obwohl immer noch nicht geklärt ist, was zuerst da ist, die Depression oder die erhöhten Werte, die Henne oder das Ei ...

Aufgeschlossene Wissenschaftler forschen in eine andere Richtung. Charles Nemeroff von der Emory Universität in Atlanta fand heraus, dass psychische Verletzungen in der frühen Kindheit das Risiko, im Erwachsenenalter an Depressionen zu erkranken, erheblich steigern. Immer wieder stieß er in der Vorgeschichte der Patienten auf eine traumatische Kindheit, sexueller Missbrauch oder seelische Misshandlung waren an der Tagesordnung. Sein Experiment mit Ratten belegte, dass schon ein kurzer Vernachlässigungszeitraum der von ihren Müttern getrennten Ratten genügte, damit sie im Erwachsenenalter viel anfälliger für Stress und sie belastende Veränderungen waren. Bei diesen Tieren waren auch die hormonellen Werte erhöht. Aber nicht von Geburt an.

Und der englische Psychotherapeut Ty C. Colbert belegt in seinem Buch *Das verwundete Selbst,* in dem er sich mit den Ursachen von psychischen Krankheiten beschäftigt, dass sich die heutige Lehrmeinung der psychiatrischen Praxis auf falsche Voraussetzungen stützt, wenn sie nach biologischen oder genetischen Ursachen für depressive Erkrankungen, Ticks, Panikattacken, Schizophrenie und andere Verhaltensauffälligkeiten sucht. Gegen diese »Krankheitsbilder« aus der psychiatrischen Praxis setzt er seinen Erklärungsansatz des »emotionalen Schmerzes«. Colbert: »Jeder Mensch reagiert auf Verwundungen seines Selbst mit Selbstschutzmaßnahmen, um den Gefühlszustand auszublenden.« Die Ursachen des Schmerzes aufzudecken, die Verwundung zu erkennen und zu integrieren, ist sein therapeutischer Ansatz, den er mit vielen Fallbeispielen untermauert.

Auch ich möchte den von manchen Wissenschaftlern und leider auch Psychiatern vernachlässigten »Gefühls-Aspekt«, den des verdrängten emotionalen Schmerzes, in diesem Buch intensiver betrachten. Durch jahrelange Beobachtungen, Erfahrungen, eigene therapeutische Erkenntnisse und auch durch meine Körpertherapieausbildung bestätigt sich für mich der Punkt, dass unterdrückte und verletzte Gefühle und das Erleben von traumatischen Erlebnissen oft die Ursache psychischer Krankheiten sind. Auch die Beispiele der verschiedenen Lebensgeschichten in diesem Buch bestätigen das. Selbst wenn es genetische Dispositionen geben mag, das so genannte psychische Krankheits-Gen vorhanden ist – es erklärt noch lange nicht, warum an einem bestimmten Punkt des Lebens die Krankheit ausbricht ... Es erklärt höchstens, warum Menschen ohne entsprechende vulnerable Disposition traumatisches Erleben unter Umständen anders bewältigen.

Noch einmal ein Zitat von Ty C. Colbert, der an der Gen-Theorie generell zweifelt, das meinen Ansatz bestätigt: »Für die meisten Psychiater, Psychologen und Therapeuten ist es allgemein eine anerkannte Tatsache, dass Störungen wie Depression, Manie, Angstzustände, Süchte und Zwangsneurosen bis zur Schizophrenie auf Defekte des biologischen Systems beruhen. Viele behaupten, dass diese Defekte auf genetische Faktoren zurückzuführen sein könnten, auf ein biochemisches Ungleichgewicht, gar einen Virus oder dergleichen.

Bisher haben die Forscher aber kein einziges defektes Gen entdeckt oder irgendein biochemisches Ungleichgewicht genau identifiziert, das emotionale Störungen hervorgerufen haben könnte, sie konnten niemals nachweisen, dass Gehirnabnormitäten auch nur für eine emotionale Störung verantwortlich seien.

Tatsächlich gibt das *National Institute of Mental Health*, das in den Vereinigten Staaten größtenteils die Erforschung psychischer Erkrankungen finanziert, offen zu, daß die Ursachen dieser Krankheiten unbekannt seien. Der Psychiater und Autor Peter Breggin sagt: ›Bislang gibt es keine Biologie der Depression.‹

Führende Biopsychiater in Frankreich, Canada und in den USA haben offen eingestanden, dass es schwerwiegende Rückschläge in der Forschung gegeben habe. Sie bewerten die Neubewertung des biomedizinischen Ansatzes.« (Colbert 1992)

Ein Baby kommt auf die Welt. Sein erster, verschwommener Blick sucht die Augen der Mutter. Die Mutter lächelt, sie ist glücklich ... Aber schaut sie das Baby auch wirklich an?

Kann sie ihm unvoreingenommen ihre Gefühle schenken ..., so dass sich das Baby, ihr Kind, in ihren Augen spiegeln kann und es sich wirklich aufgenommen, aufgehoben fühlt? Dieses Bonding – der Augen- und Hautkontakt zwischen Mutter und Kind – und der fließende Austausch zwischen beiden gibt dem Kind die Geborgenheit und Sicherheit, die für ein wirklich wachsendes Vertrauen notwendig sind. Und der Mutter vermittelt es eine instinktive Sicherheit zu wissen, welche Bedürfnisse ihr Kind hat und was es wirklich braucht.

Zum Glück wurde in unserer heutigen Zeit schon viel revolutioniert. Die »sanfte Geburt« beispielsweise ist eine liebevolle Praxis. Babys werden heute nicht mehr an den Füßen kopfunter gehalten und mit einem Schlag auf dem Po ihre »Lungen gereinigt«, wenn sie anfangen zu schreien ... Aber wie sehr die Mutter ihr Kind auch wirklich annehmen und anschauen kann, hängt wiederum von ihren seelischen Erfahrungen ab und inwieweit sie sich eventueller Defizite bewusst ist. Wir alle hängen an einer unendlich langen, unsichtbaren »Nabelschnur«, einer Generationenkette, die auch ihre Gefühlsmuster weitergibt ...

Jede Mutter liebt ihr Kind, möchte ihm das Beste geben. Nur kann sie es manchmal nicht, und das ist ihr oft nicht bewusst. Sie gibt das weiter, was sie selbst aufgenommen und gefühlsmäßig gespeichert hat. In bester Absicht. Die generationsübergreifenden Erfahrungen werden oft unmerklich weitertransportiert, auch nonverbal, durch Gesten und Blicke. Ob eine Mutter, natürlich auch ein Vater, auf ihr bzw. sein Kind wirklich eingehen, es spüren und seine Bedürfnisse wirklich aufnehmen kann, hängt ursächlich damit zusammen, wie sehr sie oder er als Mutter oder Vater sich selber fühlen und wahrnehmen kann. Dazu kommt noch, dass ein Kind ein Spiegel für das Unbewusste der Eltern ist. Vieles der eigenen Geschichte, das unangenehm und schmerzhaft war, kommt wieder hoch, wenn die Kinder aufwachsen und ihnen täglich auch ihre eigenen früheren Entwicklungsstufen widerspiegeln.

In jedem Menschen sitzt eine tiefe Sehnsucht nach Liebe und Geborgenheit – eine Ur-Sehnsucht, die jeder von Geburt an in sich trägt. Jeder möchte gute Eltern haben, und natürlich möchte auch jeder Vater, jede Mutter ein guter Elternteil sein. Diese tief sitzende Sehnsucht lässt viele auch dann die guten Eltern rückwirkend »phantasieren«, wenn sie es, aus welchen ihrer biographischen Gründe auch immer, nicht sein konnten.

Eltern sind *der* wesentliche, tief eingravierte Identifikationspunkt in unserem Leben. Mit der Kritik an den Eltern kritisiert sich jeder ein Stück selbst. Das ist ein schmerzhafter Punkt, der von allen Seiten beleuchtet werden muss. Jede Mutter, jeder Vater, versucht auf seine Weise und mit seinem verinnerlichten Mutter- und/oder Vater-Bild, alles gut zu machen ... Dabei stößt jeder automatisch, ohne bösen Willen, an Grenzen. Viele Eltern sind auch »verletzte« Kinder. Keinen trifft »Schuld«. Da müssten wir bis zu Adam und Eva zurückgehen. Nur wer die Geschichte der eigenen Eltern auch mitbetrachten kann, wird das eigene Defizit erkennen können und es vielleicht nicht, oder weniger, an den eigenen Kindern ausagieren. An diesem Punkt dreht sich die »Ursprungs-Spirale«, alles ist verwoben, verwachsen, miteinander verstrickt. Aber nicht unlösbar. Schon genaues Hinschauen löst den Faden im verworrenen Knäuel so mancher Familiengeschichten und lässt neue, verständnisvolle Betrachtungsweisen für die eigenen Eltern zu.

Wir kommen auf die Welt und befinden uns in einem »vorhandenen Musterkatalog«. Für alles in dieser Welt gibt es Formen und Regeln, Gesetze und Abmachungen, die wichtig sind, formgebend und strukturierend. Diese Regeln haben neben einengenden auch Halt gebende Funktionen. Wir lernen im Laufe unseres Lebens, diese Regeln zu befolgen. Auch das wird von Generation zu Generation so weitergegeben. Und das ist richtig und wichtig.

Aber noch sehr viel mehr wird weiter»gereicht«: Auch der Umgang mit Gefühlen und Emotionen, der nie definiert und mit »Regeln« belegt werden kann. Denn jeder Mensch ist anders. Reagiert anders. Fühlt anders. Tiefverletzte Gefühle machen Angst. Sie können im wahrsten Sinne des Wortes »umwerfen«. Dies können all jene bestätigen, die einmal mit Menschen konfrontiert waren, deren Gefühle bedrohlich überbordeten.

Viele Menschen haben schon Angst davor, es könnte sie »wegschwemmen«, wenn sie einmal richtig anfangen zu weinen. Schon im Kindesalter wird den meisten beigebracht, dass es peinlich und unangenehm sein kann, zu viel Gefühl zu zeigen ... »Sei doch nicht so gefühlsduselig!« Oder »Lass dich doch nicht so gehen!« »Reiß dich zusammen!« »Zähne zusammenbeißen und durch.« Solche und ähnliche Slogans kennt jeder von uns. Sie transportieren die Notwendigkeit der »Beherrschung der Gefühle«, etwas, das in manchen Situationen nur mit Unterdrückung möglich ist.

Wer jedoch lernen durfte, quälende und belastende, unterdrückte Gefühle an der richtigen Stelle auszudrücken, muss diese Angst vor dem plötzlich bedrohlichen, sie überschwemmenden Gefühlschaos gar nicht haben. Menschen, die sich mit ihrer Geschichte auseinander setzen durften, ihre Gefühle an der jeweiligen Stelle anschauen und sie wieder er-leben durften, statt sie zu unterdrücken, verlieren die Angst vor den »tieferen Reaktionen«. Sie können in die alten schmerzhaften Situationen hineingehen und das gefährlich erscheinende »Gefühls-Meer« Stück für Stück trocken legen.

Gibt es einen »richtigen« Umgang mit Gefühlen? Was ist

das überhaupt, Gefühl? Zum Himmel hoch jauchzend ... zu Tode betrübt? Freude, Trauer, Angst, Lust, Schmerz, Liebe ... Oft werden verletzte Gefühle übersehen, totgetrampelt, ignoriert, falsch verstanden. »Hab dich doch nicht so.« »Stell dich doch nicht so an« usw. ... sagt man nicht nur zu anderen, sondern auch zu sich selbst. Nach außen braucht jeder eine formgebende Struktur, eine Fassade ... Muss ja nicht jeder merken, wie man drauf ist. Es geht darum, sich unter Kontrolle, »im Griff zu haben«, nach dem Motto: »Lass dir nicht anmerken, was in dir vorgeht, das geht die anderen nun wirklich nichts an!« »Was mich nicht umbringt, macht mich stärker.« Derartig gefällige Sätze im Umgang mit der antrainierten Selbstverleugnung kennt jeder.

Nach draußen sind die Fenster geputzt und die Gardinen davor sauber. Da schaut keiner dahinter. Und innerhalb des engen Familienbereichs ... hat man die vielen unausgesprochenen Familienregeln und übernommenen Gefühlsregeln, in die man hineingeboren wird, aufgesogen und integriert. Den meisten Menschen ist das nicht bewusst, sie tragen diese Muster »erfolgreich« weiter, neben den positiven auch negative Gefühlsmuster, die verdrängt, weggesperrt, ganz tief vergraben wurden, weil sie schmerzen ...

Über das Phänomen der oft auch notwendigen Verdrängung verletzter Gefühle hat vor allem die Therapeutin Alice Miller in ihren vielen Büchern brillant geschrieben. Vor einigen Jahren überarbeitete sie ihr erstes bahnbrechendes Buch *Das Drama des begabten Kindes*. Sie ergänzte es vor dem Hintergrund ihrer weiteren Bücher und weist auf Zusammenhänge der einzelnen Titel hin, die für sich sprechen: *Du sollst nicht merken – Am Anfang war Erziehung – Der gemiedene Schlüssel* und *Das verbannte Wissen*.

Alice Miller wurde von vielen gründlich missverstanden und in die Ecke der »Familienaufwieglerin« gesteckt, welche die Eltern anklagt und alle Schuld an den Problemen der Kinder den Eltern anlastet. Wenn man sie genau liest, entdeckt man jedoch etwas ganz anderes. Alice Miller legt den Finger in die klaffende Gefühlswunde, die generationsübergreifend, kollektiv weiterlebt, weil es eben so wehtut, genau hinzuschauen und auf- statt zuzudecken.

Es ist ein großes Tabu, Eltern auch einmal anders anzuschauen, als sie nur zu idealisieren. Verdrängung wird schon von der Religion zementiert. »Du sollst Vater und Mutter ehren.« Wer das nicht tut oder einmal wirklich »hinter die Kulissen« der anscheinend heilen Familienfassade schaut, wer an unangenehme Familiengeheimnisse und an diese verborgenen, vielen Tabus rührt, der benimmt sich für unsere gesellschaftlichen Regeln vollkommen daneben. Es ist daher angesagt, den Deckel fest zuzumachen und all das auszusperren. Aber verletzte Gefühle lassen sich nicht aussperren. Sie kommen immer wieder hoch. Wer nicht anders verarbeiten kann, wird oftmals krank. Körperlich und/oder psychisch.

Die Kette erworbener und weitergegebener Erziehungsmethoden ist lang und geht weit zurück. Im 18. Jahrhundert geben die pädagogischen Schriften sehr unverblümt einen der größten Irrtümer der Menschheit wider. Das Kind hatte sich damals wie heute den Forderungen und Vorstellungen der Eltern zu beugen. Es musste gehorchen und sollte so werden, wie die Eltern es sich wünschten.

Auch wenn die heutigen Erziehungsmethoden nicht mehr derart rigide sind – Spuren davon finden sich immer noch und vor allem der weit verbreitete Irrtum, Kinder würden vergessen, was man ihnen angetan hat. Damals stand in eingängigen Erziehungsschriften: »Sind die Eltern so glücklich, daß sie den Kindern gleich anfangs durch ernstlich Schelten und durch die Rute den Eigensinn vertreiben, so bekommen sie gute, gehorsame und biegsame Kinder, denen sie hernach eine gute

Erziehung geben können. Diesen Gehorsam einzupflanzen ist aber nicht sehr leicht ... Man braucht da schon mal Gewalt und Zwang. Die Kinder vergessen mit den Jahren alles, was ihnen in der ersten Kindheit begegnet ist. Sie erinnern sich hernach niemals mehr, dass sie einen eigenen Willen gehabt haben und die Schärfe, die man wird brauchen müssen, hat deshalb auch keine schlimmen Folgen ...« (Szczesny-Friedmann 1999)

Ein großer, gefährlicher Irrtum! Alles, was in den ersten Lebensjahren und auch später mit Gewalt und Schlägen, auch verbalen, ausgeteilt wurde ... setzt sich nieder, in der Seele, im Körper. Das kleine Kind muss abspalten, verdrängen, um zu überleben. Wenn diese abgespaltenen Gefühle krank gemacht haben, kann derjenige nur gesunden, wenn diese Gefühle hochgeholt und angeschaut werden dürfen. Und das geht dann nur in einer schützenden Umgebung mit unterstützender Therapie.

Auch hier gibt es verschiedene Thesen, bezüglich der Therapien zum Beispiel psychotisch erkrankter Menschen. Bei ihnen werden aufdeckende und deutende Therapien vermieden. Viele Therapeuten glauben, dass die hochkommenden Inhalte sie in eine weitere Psychose stürzen könnten, und dass ein derart beschädigtes Ich solche Tiefenarbeit nicht aushalten kann. Andere wiederum arbeiten auch mit psychotisch Kranken erfolgreich an ihren emotionalen Verletzungen.

Die Seele lässt sich, wenn sie voller schmerzender Gefühle ist, nicht täuschen. Wir können sie noch so tief vergraben, sie leben in uns weiter, auch in jeder Faser unseres Körpers, den Muskeln, Sehnen, Organen, Knochen, wo auch immer ... Wenn das seelische Abwehrsystem nicht mehr funktionieren kann, weil es überlastet ist, wird ein Organ, ein Muskel, äußerliche Nerven oder eben die Seele krank.

Einer der Pioniere der Körpertherapie, Alexander Lowen, hat die Angst vor Gefühlen, die sich im Körper manifestiert haben, zusammen mit seinen Patienten erspürt und mit ihnen an den verletzten und »gepanzerten« Gefühlen im Körper gearbeitet. Er stellt fest, dass chronische Muskelverspannungen die körperliche Seite von Angst ist.

»Da Angst das Individuum bewegungsunfähig macht, ist Bewegungsunfähigkeit mit Angst gleichzusetzen. Wenn ein Mensch diese Rigidität im Körper und seine Verspannungen spürt, kann er seine Angst wahrnehmen, wodurch unterdrückte Kindheitserinnerungen freigesetzt werden.« (1992)

Lowen erklärt weiter (1992): »Wenn Gefühle nicht ausgedrückt werden, verdrängen wir sie und verlieren den Kontakt zu uns selbst. Verbietet man Kindern, gewisse Gefühle wie zum Beispiel Zorn auszudrücken oder bestraft sie dafür, verstecken sie diese, so daß sie Teil der schattigen Unterwelt der Persönlichkeit werden.

Viele Menschen haben entsetzliche Angst vor ihren Gefühlen und halten sie für bedrohlich, gefährlich oder verrückt. Viele Individuen tragen einen mörderischen Hass in sich, und da sie Angst vor dessen destruktivem Potential haben, glauben sie, sie müßten ihn verborgen halten. Diese Wut ist wie eine explosive Bombe. Aber das müßte nicht sein. Wer an diese Gefühle kommt und sie in einem therapeutischen Rahmen entschärft, kann sich davon befreien und in einem ganz anderen, gesunden und freudigen Energiefluß leben. Das Ziel von Therapie ist Selbstentdeckung, und das beinhaltet die Genesung der Seele und die Befreiung der Lebensgeister.«

Auch der renommierte Körpertherapeut Stanley Keleman weiß, dass Emotionen und Empfindungen in unserem Körpergeschehen auch physiologische und anatomische Veränderungen hervorrufen. Er schreibt: »Emotionen und Empfindungen folgen den Gesetzen des Wassers. Wenn wir uns unter Schock oder durch einen Schlag versteifen oder verhärten, um Schmerzen zu begrenzen, erstarrt unser innerer Fluß wie Eis. Wenn wir in Liebe schmelzen, oder uns in Tränen auflösen, ist unser Gefühlszustand verflüssigt. Die Verfassung unserer Eingeweide läßt Empfindungen von Hunger, Leere, Verlangen und Sehnsucht entstehen, auf die Gefühle von Befriedigung und Erfüllung folgen. Unsere Emotion steigt auf und verwandelt uns in einen Geysir oder einen Fluß. Wir verhalten uns wie die Flut oder wie ein eisiger Strom.

Empfindungen, Emotionen und Hormone, Körper und Bewußtsein – sie alle verändern ihre Form und sprechen in vielen Sprachen. Gestalten kristallisieren und verflüssigen sich ... Es gibt eine Eigenart fließenden Lebens, der Gedankenfluß, ein Auf und Ab von Empfindungen, Wellen von Intuition, eine ›Meerestiefe‹ von Gefühlen im Zu- und Abnehmen der Bilder.« (Keleman 1992)

All diese Thesen der Körpertherapeuten, denen sich auch die Psychologin Gerda Boyesen, ebenfalls eine Pionierin der Körpertherapie, anschließt, beruhen auf der Theorie von Wilhelm Reich, der sich bereits Anfang des Jahrhunderts mit den Fragen beschäftigt hat, was im Körper, im Organismus geschieht, wenn ein Mensch Gefühle verdrängt. Er fand heraus, dass, wenn wir verdrängen und Gefühle unterdrücken müssen, weil wir eine bestimmte Situation sonst nicht aushalten, Körper und Organismus die Möglichkeit haben, durch einen subtilen, stillen Mechanismus, die emotionalen Restenergien aufzunehmen oder aber zu verdauen.

Auch Gerda Boyesen erforschte diesen Zusammenhang und stellte sich die Frage: »Was ist die körperliche Entsprechung der psychischen Verdrängung?« Was geschieht im Organismus, was wird aus diesem Gefühl? Tatsächlich zeigt doch in ein und derselben Situation die eine Person neurotische Reaktionen, während die andere ganz gesund bleibt.

Gerda Boyesen entdeckte, dass die Neurose sozusagen als »Konfliktlösung« entstand, wenn der emotional-vegetative Zyklus des Menschen nicht vollendet war und im Organismus, zum Beispiel in einer Muskelpanzerung, stecken blieb.

Bei ihrer Reise in den Körper ging es ihr um den Grenzbereich zwischen Psyche und Körper. Sie kombinierte bestimmte Massagetechniken, die Verspannungen in den Muskeln und Sehnen lösen konnten, und entdeckte dabei den Darm als Katalysator. Der Patient hat, während er vegetativ »entlädt«, verschiedene Darmgeräusche. Manches klingt beispielsweise wie eine knarrende Tür, Donnergrollen, Meeresrauschen ... leichter Wind ...

Diese vegetative Entladung wurde für sie der Schlüssel ihrer Körpertherapie und führte sie zur tief gelagerten Schicht der emotionalen Verdauung im Darm. Während sie massiert, hört sie die entstehenden Darmgeräusche mit einem Stethoskop ab. Der Patient führt damit den Verlauf der Massage. Manchmal können die heilenden »Entladungen« sehr heftig sein. Gerda Boyesen schildert die Behandlung einer Patientin (1991): »Ich behandelte eine Schauspielerin, die auf der Bühne zusammengebrochen war und seitdem an einer schweren Angstneurose litt. Sie konnte das Haus nicht mehr verlassen. Bei der Anwendung der so genannten Schock-Impuls-Methode schmolzen ihre verspannten Muskelfasern wie Butter unter meinen Fingern. Plötzlich begann sie zu schwitzen und zu zittern. Das war ihre vegetative Reaktion. Ihr wurde übel und sie mußte sich übergeben.

Alle Menschen mit Angstneurosen zeigen sehr heftige vegetative Reaktionen, die sich durch Übelkeit, Magenschmerzen bis hin zu Durchfällen äußern. Manche werden auch einfach entsetzlich müde. Der Körper hat diese Müdigkeit oft als Folge langjähriger Überforderung gespeichert. Bei einer derartigen Behandlung können alle Verhärtungen und Anspannungen schmelzen und sich auflösen. Die Symptome verschwinden. So war es auch in der geschilderten Geschichte.«

Immer wieder liest man in der Zeitung über Amokläufer, die plötzlich, scheinbar aus heiterem Himmel, ihre Familien umbringen ... Nachbarn, Bekannte und Familienmitglieder stehen vor einem Rätsel. »Er war doch immer so ein ruhiger und unauffälliger Mensch, ordentlich und pflichtbewusst.« Vielleicht gab es ein paar finanzielle Schwierigkeiten ... aber sonst ... Alle, die ihn kannten, sind fassungslos. Menschliche Tragödien dieser Art werden von den Medien gern für voyeuristische Storys ausgeschlachtet und lassen sich ausgezeichnet für das Muster vom menschlichen Monster benutzen. Erfährt man noch ein bisschen mehr und wird etwas tiefer in die jeweilige Lebensgeschichte geschaut, gibt es meist ähnliche Zusammenhänge: Da war die Kindheit des Täters schwer belastet, er kam vielleicht aus einer Familie, in der geschlagen, emotional und/oder sexuell missbraucht wurde. Jahrzehntelang hat sich derjenige eifrig bemüht, eine heile, nach außen intakte Welt aufzubauen, und doch tickte in ihm eine »inneren Zeitbombe« an verdrängten Schmerzen. Er durfte nicht laut werden und um Hilfe »schreien«, sich der schwelenden emotionalen Defizite nicht bewusst werden. Das Ergebnis ist oft ein Mensch, der sich nach außen dem vorherrschenden gesellschaftlichen Motto perfekt angepasst hat.

Wir leben in einer Gesellschaft, die von uns verlangt, dass mit dem »Er-wachsen-sein« alle verletzten Schmerzen geheilt sein müssen. Das Motto lautet: »Was früher war, ist doch Schnee von gestern!« »Erwachsen werden«, so wie es in unserer Gesellschaft verstanden wird, heißt vor allem: »Lerne richtig und gesellschaftlich angemessen zu verdrängen und weg-zuschieben ... dann bist du okay.« Und wenn du deshalb zu viel trinkst, mager- oder fettsüchtig bist oder tabletten- oder drogenabhängig, hat das mit nichts anderem zu tun als mit deiner Schwäche und Unfähigkeit, all das heute positiv zu be-wältigen.

»Um meinen Patienten zu helfen, weise ich sie darauf hin, daß die Verzweiflung nicht aus der Gegenwart, sondern aus der Vergangenheit kommt.« (Alexander Lowen)

Schuld daran ist niemand ... Niemand hat Schuld an den Verstrickungen, in denen wir alle leben. Alice Miller schreibt im *Drama des begabten Kindes* (1994): »Viele hoffen, den Schmerzen der Kindheit zu entgehen, wenn sie sich und den anderen Verzeihung predigen. Doch der Körper läßt sich nicht täuschen und das ›Wunder‹ wirkt nur für kurze Zeit.«

Auch intellektuelle Verallgemeinerungen können uns die Geheimnisse nicht erschließen, mit denen wir seit Jahrzehn-ten leben, ohne sie zur Kenntnis zu nehmen. Sie können es nicht, weil das Kind, das seine Schmerzen und hilflose Wut verdrängen musste, noch gar nicht in diesen Zusammenhän-gen denken, sondern nur fühlen konnte. Sie schreibt weiter: »Und diese verdrängten Gefühle blockieren unsere Entwick-lung, wenn wir sie nicht zu erleben wagen. Solange wir lediglich bereit sind unsere Gefühle ›auszuleben‹ (mit Hilfe von Alkohol, Tabletten, Workaholic-Strukturen, extremen Sportarten, sexuellen Obsessionen, Suchtstrukturen aller Art), um sie loszuwerden, statt sie im ganzen Zusammenhang unserer Geschichte zu sehen, zu erleben und zu integrieren und damit für das Auftauchen neuer Gefühle unser Leben lang offen zu bleiben, bleibt uns deren Botschaft verschlossen.« Gelingt der Prozess der Integration, ist danach ein gesundes Verzeihen denjenigen gegenüber, die nicht anders konnten, als so zu handeln, wie sie es taten, fruchtbar. Nur anerzogenes, zu frühes Verzeihen stimmt nicht. Irgendwo im Inneren schwelt auf diese Weise etwas still und leise weiter.

Als Kind ist jeder Mensch in höchstem Maße bedürftig und auf die Eltern angewiesen. Die erlittenen Schmerzen müssen tief vergraben werden, weil das Kind sie sonst oft nicht überleben würde. Das ist vor allen Dingen bei derart bedrohlichen und tief in die Seele eingreifenden Vorgängen wie sexuellem Missbrauch – immer noch eines der größten Tabu-Themen unserer Gesellschaft – eine Notwendigkeit.

An dieser Stelle möchte ich etwas umfassender und genauer ausholen, weil missbrauchte Menschen meist lebenslang mit den Folgen zu kämpfen haben. Inzwischen gibt es auch immer mehr Fachleute, die beklemmendes Material über die Konsequenzen erarbeitet haben. Claudia Szczesny-Friedmann schreibt in ihrem Buch *Du machst mich noch verrückt* (1999): »Es ist gar nicht so selten, daß traumatische Erfahrungen in der Kindheit zu manifesten psychiatrischen Symptomen führen. Zwar kommen nur die wenigsten Opfer – meist die, die schlimmste Mißbrauchserfahrungen hinter sich haben – irgendwann in die Psychiatrie, doch die meisten Patienten in psychiatrischen Anstalten wurden in der Kindheit mißbraucht. Bei einer eingehenden Befragung gaben 50 bis 60 Prozent der stationär aufgenommenen Patienten und 40 bis 60 Prozent der ambulant behandelten an, sie seien in der Kindheit mißhandelt und/oder sexuell mißbraucht worden. 70 Prozent der Patienten, die im Rahmen einer anderen Untersuchung in der Notaufnahme einer psychiatrischen Klinik befragt wurden, berichteten von Mißbrauchserfahrungen in der Kindheit. Somit sind Gewalterfahrungen in der Kindheit als einer der Hauptfaktoren für die Verursachung schwerer psychischer Störungen anzusehen.«

Über viele Generationen hinweg existierte dieses Thema gar nicht. Das Kind als »Eigentum« der Eltern wurde – unter dem Deckmantel der elterlichen Liebe – »gebraucht«, und das war in allen Formen »normal«. Inwiefern »übergreifende«, für das Kind bedrohliche und gewaltsame »Zärtlichkeiten« der Eltern für die seelische Entwicklung des Kindes schädlich waren, darüber hat sich niemand Gedanken gemacht.

Missbrauchende Erwachsene benutzen das Kind als Objekt für die Befriedigung ihrer sexuellen Gefühle, mit Zärtlichkeit hat das nichts mehr zu tun. Es wird eine lebenswichtige Grenze für das Kind überschritten, das diese Gefühle noch in keiner Weise verstehen kann. Doch Misshandler haben meistens nicht das geringste Unrechtbewusstsein. Sie sind überall zu finden – in den heilen und anscheinend »intakten« Familien genauso wie in sozial zerrütteten. Heute weiß man, dass Kindesmisshandler sich in den allermeisten Fällen in den Familien selbst befinden. Nur selten ist der Täter »der böse Mann draußen«, vor dem die Kinder gewarnt werden.

Bis vor kurzem war es für viele Menschen nicht nachvollziehbar, dass diese »Übergriffe«, in den psychischen Haushalt des Kindes und damit für den ganzen Menschen lebenslang größte Schmerzen brachte. Seelenschmerzen. Berichte und Aussagen Betroffener geben Einsicht. Und auch in diesem Buch finden sich zwei Berichte von Frauen, die den Mut hatten, über die psychischen und physischen belastenden Folgen zu sprechen.

Generationenlang schwiegen die Betroffenen, entweder weil sie das Geschehen so tiefvergraben und abgespalten hatten, dass es nicht mehr bewusst an die Oberfläche kommen konnte und sich nur in vielen unverständlichen Symptomen äußerte, oder weil sie es aus Angst und Scham nicht wagten. Schon Freud war nahe daran, die Tatsache des sexuellen Missbrauchs aufzudecken. Er entschied sich aber dafür, sich von dieser Entdeckung schnell wieder zu verabschieden. Auch für ihn waren diese Erkenntnisse zu schmerz- und schreckhaft.

Freud entschied sich für die »Projektion«, die »phantasierte Erinnerung«, an der heute noch viele Therapeuten festhalten und womit sie ihren Patienten erklären, sie haben sich die aufkommenden Gefühle nur eingebildet, und das sei Teil ihrer Krankheit.

Freud erkrankte als alter Mann an Zungenkrebs. Gerda Boyesen deutet diese Krankheit als Folge des »Eigenverbots«, Wahrheiten, die er schon einmal gefühlt hatte, nicht wirklich aussprechen zu können. Freud erfuhr von vielen seiner Patienten, dass sie als Kinder von einem nahen männlichen Verwandten, meist dem Vater, missbraucht worden waren. Er zog daraus den nahe liegenden Schluss, dass das seelische Leid seiner Patienten durch diese traumatische Erfahrung verursacht war.

1896 machte er ein befremdetes Fachpublikum mit dieser Ansicht zum Ursprung der Neurose bekannt, die ihn fast seine wissenschaftliche Karriere kostete. Die honorige Gesellschaft reagierte natürlich äußerst verstört auf die These, dass die Söhne und Töchter aus feinem Hause Opfer sexueller Angriffe gewesen sein sollten. Viele der »Befremdeten« fühlten sich ertappt.

Und schon bald rückte Freud von seiner provozierenden These wieder ab. Er verbannte sein Wissen in die trieb- und thesenreiche »Verführungstheorie«, nach der die kleinen Mädchen die Männer – auch wenn es Väter und Freunde der Familie waren – reizten ... und damit ... selber schuld daran waren. Oder er behauptete, die Patientinnen hätten ihre sexuellen Phantasien mit realen Erlebnissen verwechselt. Das war ein Mord an der Wahrheit. Um die Täter zu schonen, hatte Freud die offene Gewalt der Väter in geheime Phantasien der Kinder umgedeutet und damit die Patienten für die von ihnen erlittenen Qualen selbst verantwortlich gemacht. Es zementierte die Angst und Ohnmacht von Missbrauchsopfern, an der erlittenen Gewalt auch noch selber schuld zu sein. Eine fatale, gefährliche und »seelenzerstörerische« These, an der manche bis in die heutigen Tage festhalten.

Alice Miller: »Kindsmißhandlungen sind kein unabwendbares Schicksal der Menschheit, wenn sich die Folgen von Mißhandlungen mit Hilfe aufdeckender Therapien reparieren lassen. Menschen, die sich von ihrer Verdrängung befreit haben, werden ihre Kinder nicht mißhandeln.« Sie geht noch einen großen Schritt weiter mit ihrer These: »Mit Kindesmißhandlungen produziert die Gesellschaft das Böse in jeder Generation aufs neue, denn die Folgen der notwendig abgespaltenen Gefühle äußern sich in Brutalität und zerstörerischen Aggressionen verschiedener Art, die als Stellvertreter für die erlittene, unbewußte Pein herhalten müssen. Auf dieser Grundlage werden Kriege geführt.« (1994)

Alice Miller schreibt auch: »Ich werde oft gefragt, wie es Menschen geben könne, die als Kinder mißhandelt wurden und die trotzdem ihre Kinder nicht mißhandeln. Genügt hier der gute Wille? Ich habe mich mit diesen Fragen in meinen Büchern *Das verbannte Wissen* und *Abbruch der Schweigemauer* befaßt, wo ich die entscheidende Bedeutung der ›helfenden Zeugen‹ in der Kindheit und der ›wissenden Zeugen‹ im Erwachsenenleben zu erklären versuchte. Mir ist aber kein einziger Mensch bekannt, der in der Kindheit mißhandelt wurde und der sich als Erwachsener nicht destruktiv oder selbstdestruktiv verhalten hätte, solange er die erlittenen Mißhandlungen verleugnete.« (1994)

An diesem Punkt ist auch eine der Erklärungen für die steigende Suchtbereitschaft in unserer Gesellschaft zu finden. Der Suchtkranke verhält sich selbstzerstörerisch. Zahlen belegen auch hier, dass sehr viele drogen- und suchtkranke Menschen misshandelt wurden. Sie können ihre Sucht oftmals besiegen, wenn sie das Erlittene spüren dürfen und nicht mehr leugnen müssen. Doch obwohl heute immer mehr Fälle schrecklicher Kindesmissbrauchs-Taten öffentlich behandelt werden und die Gesellschaft von großen Skandalen erfährt, wird auch gleichzeitig wieder kräftig weggeschaut und das Thema abgedrängt. Das sind zwei widersprüchliche Seiten, die nebeneinander bestehen. Es scheint so, als solle nicht wirklich alles von diesen untergedrückten, destruktiven Energien an die Oberfläche kommen. Zu verstrickt sind die Elemente und Kräfte in den Familien und zu viele wären beteiligt.

Die wenigsten Missbrauchsopfer gehen aus Scham und Verzweiflung an die Öffentlichkeit. Die bekannten Verfahren, bei denen Anwälte und Richter auf perfide Weise nach »Beweisen« suchen und die Opfer mit ihren Fragen und Vorgehensweisen nochmals verletzen und demütigen, ermutigen keineswegs.

Um das intime gesellschaftliche Problem auf der einen Seite besser leugnen oder bagatellisieren zu können (»so schlimm kann es ja nicht gewesen sein, es war ja sicher auch Zärtlichkeit dabei ...«), werden auf der anderen Seite bestimmte Einzeltäter gerne als Monster abgestempelt und behandelt. Sie sind dann die verachtenswerten negativen »Alibi-Figuren« für die Gesellschaft, hinter denen der ganz »normale Missbrauch« in den »heilen Familien« praktisch unentdeckt weiter existieren kann. Viele Menschen wollen es einfach nicht genau wissen. Sie haben nicht gelernt, genau hinzuschauen, oder sie wehren damit aus Schutzgründen ab, die ihnen manchmal gar nicht bewusst sind.

Eine Mutter nimmt zum Beispiel lieber ihre Tochter aus dem Kindergarten, nachdem die Kindergärtnerin ihre Schilderung der Tochter »Opa hat so komische Sachen mit mir gemacht ...« in die Richtung sexueller Übergriffe deutet. Die Schilderungen des Kindes waren eindeutig. Die Mutter überhört es, müsste sie doch auf dieser Ebene ihren Vater, vielleicht auch in Bezug zu ihr selbst, in Frage stellen.

Mit Missbrauch ist nicht nur der sexuelle gemeint. Eine Form des »ganz normalen Missbrauchs«, der aus gegenseitiger Bedürftigkeit im Familienverband stattfindet, ist der emotionale. Das hilfsbedürftige Kind bietet eine große Fläche für die verletzten Gefühle des Erwachsenen. Joel Covitz schreibt in *Der Familienfluch* (1993) über verschiedene Formen der emotionellen Ausbeutung und Misshandlung, denen Kinder von unreifen und selbst belasteten Eltern ausgesetzt sind. Eine Form beschreibt er mit der Überschrift »Das Kind im Würgegriff«: »Molocheltern binden die Energie des Kindes und lassen ihm keine Kraft, zu wachsen und seine einzigartige Persönlichkeit zu entwickeln.

Sie ersticken das Kind mit Regeln und Forderungen mit überbehüteter Liebe und Schuldgefühlen. Kontrollierende Eltern haben wenig Achtung vor der Privatsphäre des Kindes, vor seinen Geheimnissen, Briefen, auch dem Intimbereich des Körpers. Sie glauben, sie hätten das Recht, jede beliebige Frage stellen und seelische und körperliche Offenheit von ihren Kindern verlangen zu können.« Eine besondere Form verletzender Eltern sind tyrannische Eltern, die selber ihre Selbstwertprobleme hinter einem oft grausamen, unflexiblen, häufig äußerst brutalen Stil mit den Kindern verstecken. Heftig schwankende Stimmungen und die Forderung, die Kinder müssen immerzu knicfällig zu Willen sein, verletzen und verunsichern auf ganz andere Weise.

»Das Kind, das unter einem elterlichen Tyrannen aufwächst, wird aus den seelischen – und oft auch körperlichen – Schlachten fast immer tiefe Narben davontragen.« (Covitz 1993) Und er zitiert auch Freud, der damals schon durchschaute, wie der ewige Kreislauf der Wiederholung zu durchbrechen ist. »Eltern, die selbst eine Analyse oder Therapie erfahren haben und ihr viel verdanken, darunter die Einsicht in die Fehler ihrer eigenen Erziehung, werden ihre Kinder mit besserem Verständnis behandeln und ihnen vieles ersparen, was ihnen selbst nicht erspart geblieben war.« (Freud »Neue Folge der Vorlesungen zur Einführung in die Psychoanalyse«. In: *Gesammelte Werke, Bd. XV*, S. 161, Frankfurt 1981)

Jene Menschen, die psychisch krank werden, die mit Depressionen oder Panikattacken reagieren, weil ihre Verwundbarkeit besonders hoch ist, können eine Psychose bekommen. Dann läuft die Seele über. Der »Gefühlskorken« platzt und der lang unten gehaltene, abgespaltene seelische Schmerz läuft wie Schaum aus einer Sektflasche. Ungelöste Gefühle überschwemmen alles. Das Gehirn kann nicht mehr denken, Halluzinationen quälen, alles ist durcheinander geraten. Ver-rückt. Wer psychotische Menschen erlebt hat, kann ihren Zustand als »Rohzustand der Gefühle« beschreiben. Das Ich bricht zusammen.

In den Kliniken werden in dieser Situation starke Medikamente verabreicht, die im Akutzustand auch notwendig sind. Sie helfen dem durcheinander geratenen Gehirn, sich wieder zu sortieren, damit alles an die richtige Stelle kommt und sich beruhigen kann. Das überschwemmende Gefühl wird dabei ausgeblendet, unterdrückt.

Menschen, die über einen langen Zeitraum Neuroleptika einnahmen, erzählen, dass sie gar nichts mehr fühlen konnten. Manche werden tumb und fühlen sich wie ferngesteuert. Sie misstrauen ihren in der Psychose ausgesprochenen Gefühlen und sehen alles als Teil der Krankheit. So erklären es ihnen auch die meisten Ärzte.

Viele Psychiater haben keinen Zugang zu den Gefühlen der Kranken, da nach ihrer wissenschaftlichen These der Mensch ja ein Opfer seiner »Gene« und seines entgleisten Gehirnstoffwechsels ist. Warum jedoch dieser Gehirnstoffwechsel entgleist ... bleibt das große Rätsel. Vielleicht kommen wir diesem Rätsel etwas näher, wenn wir uns und anderen erlauben, die abgespaltenen Gefühle, wenn sie so gewaltsam hochdrängen, auch einmal anzuschauen und sie nicht augenblicklich wieder mit Psychopharmaka und Neuroleptika nach unten drücken. Die Selbstheilungskräfte eines Menschen können mit diesen Methoden auf keinen Fall wachsen.

Die Betroffene Dorothea Buck alias Sophie Zerchin schreibt in ihrem Buch *Auf der Spur des Morgensterns:* »Wahrscheinlich ist aber gerade die Unterdrückung von Gefühlen eine entscheidende Voraussetzung für die Entstehung von Psychosen, zumindest wird sie davon begünstigt. Die Entwertung als ›Geisteskranke‹ verstärkt den Gefühlsstau und macht damit immer neue Schübe notwendig. Die Psychiatrie müßte diesen Gefühlsstau lösen helfen, stattdessen fördert sie ihn durch ihre unterdrückenden Maßnahmen. Die Psychiater machen sich gar nicht klar, wieviel Entfremdung sie mit ihrem Somatose-Dogma auch in die Familien tragen. Wenn das Erleben des Patienten als ›sinnlos‹ gewertet wird – wie soll da nicht der Kontakt zu den nächsten Angehörigen beschädigt werden?« (Zerchin 1999)

Seelische Krankheiten sind immer ein Ausrufezeichen, ein Aufruf, hinzuschauen – in den Familienverband, der weit über Mutter und Vater hinausgeht. Die Generationenkette ist lang und unendlich verstrickt, um noch einmal einen Begriff aus der Familientherapie aufzugreifen. Es geht dabei nicht um Begriffe wie Schuld. Es kann keiner schuld sein, der selbst verstrickt ist.

Und was hat das alles mit Homöopathie zu tun? – Die kleinen ebenfalls rätselhaften homöopathischen Kügelchen, die sozusagen Informationen transportieren, können helfen, verdrängte Erinnerungen hochzuholen. Sie decken auf jeden Fall nicht zu. Sie decken eher auf ... sie helfen zu fühlen. Darüber hinaus werden die Selbstheilungskräfte gestärkt. Der Betroffene fühlt sich stabiler und klarer. Mit diesen »angekurbelten« Selbstheilungskräften kann der psychisch Erkrankte die aufgedeckten Gefühle zulassen, er muss sie nicht ausblenden, weil er sie nicht aushalten kann. Langsam lernt er, sie in sein Leben zu integrieren, er wird sie nicht mehr als bedrohlich erleben. Die erkrankten Teile können heilen.

5 Was passiert bei einer homöopathischen Anamnese?

Hahnemann machte keinen Unterschied zwischen einer körperlichen und geistigen Krankheit. Körper, Geist und Psyche gehören für das homöopathische Verständnis vom Menschen zusammen.

Im § 215 des *Organon* schreibt Hahnemann: »Fast alle sogenannten Geistes- und Gemüthskrankheiten sind nichts anderes als Körperkrankheiten, bei denen das, jeder eigenthümliche Symptom der Geistes- und Gemüths-Verstimmung, sich unter Verminderung der Körper Symptome (schneller oder langsamer) erhöhet und sich endlich bis zur auffallendsten Einseitigkeit, fast wie ein Local-Übel in die unsichtbar feinen Geistes- oder Gemüths-Organe versetzt.«

Auch bei körperlichen Krankheiten, schon einer Grippe, ist der Geist und die Psyche mit betroffen und damit »verändert«. Deshalb verstehen die Homöopathen auch geistige Krankheiten als letzte Station oder sehen sie als unterste Schicht an, auf der eine Krankheit angekommen ist, nachdem sie alle körperlichen Stationen durchgemacht hat. Und erstaunlicherweise finden sich auch bei jedem psychisch Erkrankten eine Palette von körperlichen Symptomen. Bei einer psychischen Erkrankung hat das gesamte Abwehrsystem des Menschen keine Ressourcen mehr, es bricht zusammen.

Der Betroffene, der jetzt zu einem homöopathisch ausgebildeten Psychiater geht, erfährt schon bei der Anamnese, der Art des Erst- und Aufnahmegesprächs, eine andere Art der Zuwendung. Der Arzt hört ihm stundenlang geduldig zu und er will rundherum alles von ihm wissen. Er drängt ihn nicht in eine Richtung, sondern lässt den Betroffenen erzählen, der Patient steht im Mittelpunkt.

Zu Beginn des Gesprächs erklärt der Patient, warum er den Arzt aufsucht. Eine erste Beschwerdeliste wird als Spontanbericht aufgenommen. Alle auch noch so nebensächlich erscheinenden Informationen des Patienten werden notiert, es gibt nichts, was uninteressant wäre, alle körperlichen Symptome, Gewohnheiten, Vorlieben und Abneigungen, Körperreaktionen und seelische Befindlichkeiten spielen eine Rolle.

Den Arzt interessieren die scheinbar absonderlichsten Dinge, zum Beispiel ob derjenige viel oder wenig schwitzt oder eher friert, ob er Heißhunger auf bestimmte Speisen hat oder andere eher ablehnt. Mag er Fettes, sehr Süßes ... oder eher Saures? Trinkt er viel oder wenig. Und was? Raucht er, welche Kinderkrankheiten hat er gehabt und wann, welche Operationen gab es, gegen was ist er geimpft, wie hat er die Impfungen vertragen? Auch scheinbar Nebensächliches wie Vor- und Abneigungen gegen bestimmte Wetterlagen sind von Bedeutung. Der Homöopath möchte zum Beispiel wissen, ob der Patient Angst vor Gewitter oder Dunkelheit hat, ob er eher friert oder die Hitze liebt, ob er viel oder wenig träumt, nachts mehrmals aufwacht oder durchschläft, liebt er eher heiße Bäder oder eher kalte? Ist er gerne allein oder in Gesellschaft? ... Ist er eifersüchtig und wie äußert sich das, wie geht er mit Trost oder Ärger um, hat er Angst vor Tieren, vor Krankheiten allgemein oder konkret? Wann wird er wütend, traurig oder was freut ihn besonders? Um welche Uhrzeit geht er meistens zu Bett, auf welcher Seite schläft er, schnarcht er, gibt es Träume, die wiederkehren? Die Liste wäre endlos weiterzuführen.

Natürlich sind auch die so genannten häufig vorkommenden »Familienkrankheiten« von Bedeutung. Gab es häufig Herzkrankheiten in der Familie, spielt Krebs, Diabetes, Tuberkulose oder anderes eine Rolle? Gibt es totgeborene oder früh verstorbene Kinder in der Generationskette? Hat der Patient lebensbedrohliche Krankheiten oder Unfälle durchgemacht, als Kind oder Baby, oder später ...

Die Antworten auf diese Fragen führen den Homöopathen zu klärenden Anschlussfragen. Und das ist das Wichtigste: *Einfühlsamkeit* ist die wichtigste Grundhaltung für den Homöopathen bei der Anamnese. Ein Steinchen fügt sich zum anderen, bis ein gesamtes Bild entsteht, für das der Arzt dann das jeweilige bestimmte Mittel zuordnet. Diese Arbeit ist fast ein bisschen detektivisch. Alle Symptome und Befindlichkeiten werden nach den wichtigsten Kriterien eingeordnet und danach das entsprechende homöopathische Mittel nach den festgelegten Gesetzmäßigkeiten gesucht. Die Symptome des Patienten entsprechen dem Arzneimittelbild des homöopathischen Mittels, sie legen sozusagen eine bestimmte Spur, die zum entsprechenden Mittel führt.

All das ist hochkompliziert, denn jedes Mittel charakterisiert und spiegelt sich auf vielfältige Weise mit den Symptomen, es hat sozusagen verschiedene »im Angebot«, wobei es bei vielen Mitteln ähnliche und sich überschneidende Zuordnungen gibt. Es liegt am Geschick und handwerklichen Können des Arztes, die signifikantesten und klarsten herauszufiltern. Mit dem gefundenen Mittel begibt sich der Patient dann auf die »homöopathische Reise«, die oft länger dauern kann, denn in den seltensten Fällen ist das erste schon das endgültig richtige. Jede Reaktion, die dieses erste Mittel auslöst und hervorruft, zeigt aber bereits die Richtung der Weiterreise an. Geduld und Aufmerksamkeit auf beiden Seiten spielen eine große Rolle für den Genesungsverlauf.

Aber die Feinheiten der Anamnese-Erhebung sind noch viel verzweigter. Der Arzt ist nicht nur genauer Zuhörer und Befrager, er muss eine Befindlichkeitsstörung, wie zum Beispiel Schlaflosigkeit, noch genauer einordnen und hinterfragen. Wie sieht diese Schlaflosigkeit tatsächlich aus? Kann derjenige überhaupt nicht einschlafen oder schläft er nur kurz ein und schreckt dann wieder hoch? Oder wacht er nach Stunden auf und kann dann nicht mehr einschlafen? An was denkt er dann? Welche Erlebnisse und Ereignisse in seinem Leben können möglicherweise seine Schlaflosigkeit auslösen? Quälen ihn belastende Dinge? Läuft bei ihm ein »Gedankenkarussell« im Kopf? Oder ist er einfach übererregt und kann nicht abschalten?

Schlaflosigkeit ist nicht gleich Schlaflosigkeit. Der Patient lernt, sich selbst genau zu beobachten. Für beide, Arzt und Patient, beginnt eine Zusammenarbeit – sie ergründen und sammeln gemeinsam. Der Arzt folgert und bringt Symptome und Mittel zusammen. Viele Menschen erleben zum ersten Mal, dass sich jemand für alles um sie herum interessiert und jede Kleinigkeit, die ihn betrifft, ernst nimmt. Darin unterscheidet sich der Homöopath nicht vom guten Allgemeinmediziner, nur nimmt er sich noch sehr viel mehr Zeit.

Das gemeinsame Ziel ist, die Selbstheilungskräfte des Patienten wieder anzukurbeln und in Gang zu setzen. Das Zuordnungsgeschick des homöopathischen Arztes und Psychiaters ist eine Kunst, die nach kausalen Gesetzen und Denkmodellen nicht genau zu erklären ist. Aber Kunst kommt wie immer auch hier von Können. Dass die homöopathische Wirkung kein »Hokuspokus« ist, bestätigen die vielen positiven Patientenberichte, in denen sich die Reaktionen erstaunlicherweise oft ähneln: Wie ein roter Faden zieht sich durch all diese Protokolle, dass es nach der Einnahme bestimmter homöopathischer Substanzen zu einer plötzlichen positiven Veränderung, einem Ruck oder Sprung nach vorn bei den Betreffenden kam. Plötzlich konnten sie Dinge, die sie belasten und stören, sehr klar sehen und waren auch in der Lage, sie zu ändern. Sie lernen, für sie wichtige Entscheidungen zu treffen, achten darauf, was ihnen Spaß macht und was sie belastet. Manche sagen auch, ihr Denken habe sich verändert. Rundherum bestätigen alle, wieder mehr Lebensfreude und Elan zu haben. Die gesamte Lebensqualität hat sich verbessert.

Viele homöopathische Ärzte freuen sich über diese »Erfolge« und beurteilen sie trotzdem mit zurückhaltender Skepsis. Kann all das wirklich nur dem homöopathischen Mittel zugeschrieben werden? Ist es nicht auch im Zusammenhang mit anderen Faktoren, wie zum Beispiel einer Gesprächs- oder/und Körpertherapie zu sehen? Können es nicht auch gleichzeitig aufgetretene positive, verändernde Ereignisse im Umfeld des Betroffenen sein?

Bei der homöopathischen Behandlungsweise geht es um den Umgang mit einem Phänomen, für das in unserer Zeit noch die entsprechenden Apparaturen für eine erklärbare Messung fehlen (siehe auch Kapitel 1). Dr. Nikolaus Hock und Dr. Stephan Gerke, die für dieses Buch beratend zur Verfügung standen, arbeiteten beide einige Jahre in psychiatrischen Kliniken. Aus ihren Erfahrungen, die sie dort machten, entstand bei beiden der Wunsch, den psychisch Kranken auch etwas anderes anbieten zu können als nur dämpfende, regulierende und eindämmende Psychopharmaka, die zwar vorübergehend helfen, aber sicherlich nicht heilen können. Sie erhoffen für die psychisch Erkrankten, dass mit der homöopathischen Behandlungsmethode möglicherweise auch ein »Langzeit-Weg« beschritten werden kann, der den betroffenen Patienten hilft, ihre erkrankte Befindlichkeit langfristig zu heilen, anstatt sie nur »in Schach zu halten«.

Die bisherigen Behandlungserfolge lassen hoffen, auch wenn es noch keine klaren Zahlen über einen längeren Zeitraum als über etwa fünf Jahre gibt. Aber selbst der Erkrankte, der wenigstens eine bestimmte Zeit ohne dämpfende und einengende Psychopharmaka leben kann – mit einer anderen, klareren Befindlichkeit – erlebt schon einen Zwischenerfolg, auch wenn es Rückfälle oder Krisen gibt, in denen er doch wieder zu anderen Medikamenten greifen muss. Jeder auch noch so kurze Zeitraum, der ohne schwere Medikamente und mit homöopathischer Unterstützung eine andere Lebensqualität ermöglicht, ist ein gewonnener Zeitraum.

Dr. Gerke und Dr. Hock lehnen Psychopharmaka nicht ab, sondern sie setzen sie vorübergehend oder wenn es die Situation erfordert, oft auch länger ein. Manchmal parallel zum homöopathischen Mittel. Es geht nicht darum, ausschließlich Homöopathie einzusetzen, sondern es geht um das Wohl des Patienten. Die homöopathischen Kügelchen sind nicht schwächer als die chemischen Mittel. Sie berühren den Menschen auf einer anderen, tieferen Ebene.

6 1. Lebensgeschichte

Der Tag, der alles veränderte (Thomas K.) – Tagebuch einer betroffenen Ehefrau

Im folgenden Teil des Buches kommen Betroffene selber zu Wort. Den Anfang macht eine Ehefrau. Sie erzählt, wie sich ihr Leben durch den Psychose-Ausbruch ihres Mannes von einem Moment zum anderen vollkommen veränderte. Sie und ihr Mann wurden abrupt und sehr schmerzhaft aus der Regelmäßigkeit der alltäglichen Bahn geworfen.

Die 45-jährige Lektorin Hanna K. schildert in Tagebuchform, wie alles anfing, wie die Psychose begann und was während langer fünf Jahre alles passierte. Sie erzählt auch, wie hoffnungsfroh und positiv dieser Verlauf mit homöopathischer und therapeutischer Hilfe verlief. Heute kann Thomas K. wieder arbeiten, es geht ihm gut. Damals drehte sich ihr ganzes Leben nur noch um seine Krankheit.

An dieser Lebensgeschichte wird besonders deutlich, wie wichtig ein verlässliches soziales Umfeld und eine vorhandene stabile Bezugsperson für die Betroffenen sind. Diese sehr emphatisch geschilderte, sehr ausführliche Geschichte zeigt auch, welch ein gewaltiger Einschnitt es für alle Beteiligten ist, wenn von einem Tag zum anderen nichts mehr so ist, wie es einmal war.

Die Psychose bricht aus

Mein Mann ist zu Besuch zu seinem Onkel gefahren, bei dem er aufgewachsen ist. Es ist ein ganz normaler Sonntagabend und es ist der Tag, der von einem Moment zum anderen unser ganzes Leben schlagartig verändert. Ich hatte gerade zu Abend gegessen, als Thomas anrief. Seine Stimme überschlägt sich, er atmet schnell, weint, legt wieder auf. Wie ein gehetztes Tier ruft er in den Hörer: »Hol mich ab, bitte, bitte komm schnell.« Dann legt er auf. Zwei Minuten später ruft er wieder an. »Mir geht es schlecht. So wahnsinnig schlecht.« Seine Stimme versagt. Er bricht in Tränen aus und wirft den Hörer weg. Sein Onkel kommt ans Telefon und erklärt mir, Thomas sei in einem sehr seltsamen Zustand angekommen, völlig überreizt, er wolle seine Wohnung nicht betreten. Später habe er damit gedroht, alle seine Gegenstände aus dem Fenster zu werfen. Vor allem die technischen Geräte. Er sei in einer »erbärmlichen« Verfassung.

Als ich Thomas im Hintergrund schreien höre, zieht es mir fast den Boden unter den Füßen weg. Ich rufe in den Hörer: »Ich fahre sofort los«, und lege auf. Was um Himmels willen ist passiert? Ich fahre, als wäre der Teufel hinter mir her. Es regnet in Strömen. Mir fällt ein, dass Thomas in den letzten beiden Wochen sehr schlecht schlief, manche Nächte saß er wach herum, er war extrem gereizt, nervös und hektisch. Und dann die seltsamen Stimmungsschwankungen. Mal war er niedergeschlagen, dann wieder vollkommen überdreht. Aber all das hatte ich der vielen Arbeit, dem neuen Büro und vielen anderen Belastungen zugeschrieben.

Kurz vor Mitternacht komme ich in dem kleinem Ort an, alles ist dunkel und wirkt wie eine Geisterstadt. Auch in der Wohnung des Onkels ist alles finster. Ich erschrecke. Wo um Himmels willen sind sie? Ganz hinten auf der Straße sehe ich schemenhaft zwei Personen hin und her gehen. Thomas erkennt mich sofort, rennt auf mich zu und fällt in meine Arme. Er ist wie ein kleines Kind, er weint und wimmert. Immer wieder fragt er, ob er zu mir Vertrauen haben könne, ob ich niemanden mitgebracht habe ... Ich spüre, dass ich den Thomas, den ich kenne und liebe, mit dem ich seit 10 Jahren zusammenlebe, nicht mehr erreichen kann.

Der Onkel steht in zwei Meter Entfernung vor mir und beobachtet die Situation wie ein Fremder. Thomas möchte nicht mit in die Wohnung gehen. Er versteckt sich hinter meinem Rücken, er will sich auch nicht mehr von seinem Onkel verabschieden. Der Onkel holt das Gepäck und verstaut es in meinem Wagen. Ich versuche, Thomas zu beruhigen. Zitternd steigt er hinten ins Auto und legt sich sofort auf den Sitz. Ich weiß nicht, woher ich den Instinkt habe, aber ich verriegele die Türen mit der Kindersicherung.

Thomas ist in einer fremden Welt und weit weg von mir. »Die wollten mich mitnehmen. Ich möchte den Onkel anzeigen, aber er will mich ins Gefängnis bringen«, sagt er immer wieder. Dann fordert er mich auf, links, rechts, geradeaus zu fahren. Er ist hochgradig nervös. »Fahr schneller«, feuert er mich an. Thomas bewegt sich unentwegt in alle Richtungen, er zieht seine Strümpfe aus, verknotet sie und wirft sie aus dem Fenster. Dann summt er Kinderlieder, später den Westernhagen-Song *Mir geht's gut*. In mir zieht sich alles zusammen. Mit äußerster Konzentration fahre ich auf der regennassen Autobahn.

Wo ist der Thomas, den ich kenne? Mein Mann verhält sich wie ein wirres kleines Kind, auf das ich beruhigend und sehr besonnen reagieren muss. Instinktiv spüre ich, dass jedes Wort falsch sein kann. Ich muss ihn agieren lassen und trotzdem auf alles, was er tut, aufpassen. »Wenn wir zu Hause sind, gehen wir ein bisschen aus«, sagt er plötzlich unvermittelt mit »normaler« Stimme. Für Momente ist er ganz ruhig. Ich schaue ihn entgeistert an. Er lächelt versonnen. Aber er ist immer noch weit weg. Dann kommandiert er wieder: »Fahr schneller. Rechts. Geradeaus, nein links ... sonst kriegen sie mich.«

Um drei Uhr morgens sind wir endlich zu Hause. In meinem Kopf rast der Puls. Ich bin froh, dass uns im Hausgang niemand sieht, als ich Thomas mit Mühe die zwei Treppen hinaufschiebe. Thomas vergewissert sich akribisch, ob auch alle Fenster und Türen fest verschlossen sind. Dann reißt er das Fenster wieder auf und wirft einen verknoteten Strumpf hinunter. Er rennt aufgeregt in der Wohnung auf und ab und kontrolliert die Tür. »Du musst gut abschließen, sonst holen sie mich.«

Ich verspreche ihm, dass alles in Ordnung ist. Thomas ist nicht zu beruhigen. Immer wieder rennt er zum Fenster und vergewissert sich. »Sieh doch, da hinter dem Vorhang stehen sie und beobachten mich, sie haben Fernrohre.« Mit Mühe kann ich ihn beruhigen, ich lege mich neben den unruhig zuckenden Mann, der zum kleinen Kind geworden ist und halte seine Hand. Ich versuche ihn beruhigend zu berühren, er zieht sich erschreckt zurück. Thomas ist klatschnass geschwitzt. Er schläft vielleicht zehn Minuten in dieser Nacht. Ich keine einzige.

Wie Blei liegen meine Gedanken im Kopf. Ich kann mir diesen Zustand überhaupt nicht erklären. Ist mein Mann von einem Moment auf den anderen »verrückt« geworden? Das gibt es doch nicht!

Am Morgen steigert sich Thomas' Unruhe immer bedrohlicher. Er hat Todesangst und wimmert nur noch »Bitte hilf mir, bitte hilf mir!« Immer wieder rennt er wie ein gehetztes Tier in der Wohnung auf und ab, wirft sich auf das Sofa und den Sessel und weint hemmungslos. »Bitte hilf mir.« Und immer wieder stellt er die Frage: »Kann ich dir vertrauen? Wirklich vertrauen?« Ich versuche ihn zu beruhigen und verhalte mich so ruhig es geht. Immer wieder sage ich ihm, dass er mir vertrauen kann. Mir wird klar, dass etwas geschehen muss.

Als ich das Wort Arzt ausspreche, fängt Thomas an zu zittern: »Nein, nein, bitte hol keinen Arzt, dann ist die Polizei auch nicht weit ... sie nehmen mich mit.« Mir fällt ein Arzt ein, den wir näher kennen. Ich hoffe, dass Thomas zu ihm Vertrauen hat ... Als ich seinen Namen nenne, hellt sich Thomas' Gesicht für einen Moment auf. Dann rennt er wieder nervös auf und ab und weint. »Ich habe Todesangst« – immer wieder wiederholt er diesen Satz, atemlos, abgehakt. Thomas schwitzt entsetzlich. Ich wähle die Nummer des Arztes.

Er hat heute seinen freien Tag und ist ungehalten. Ich schildere ihm die Situation. Zum ersten Mal fällt das Wort Klinik. Thomas wehrt sich mit Händen und Füßen: »Ich will in keine Klinik. Bitte versprich mir, dass ich in keine Klinik komme.« Für einen Moment wirkt er wieder ganz klar. Mit dem Arzt habe ich einen Termin am Nachmittag ausgemacht.

Ich weiß nicht mehr, wie wir den Vormittag überstanden haben. Bis zum Nachmittag hat sich Thomas' Zustand dramatisch verschlimmert. Nur mit äußerster Überredungskunst schaffe ich es, den hin und her rasenden Thomas zum Arzt zu bringen. Auf der Straße verbirgt er sein Gesicht oder er rennt von meinem Arm weg in die andere Richtung. Ich weiß, dass ich ihn keine Sekunde aus den Augen lassen darf.

Als wir in der Praxis bei P. sind, versteckt sich Thomas hinter einem großen Stuhl. Er möchte nicht mit ihm reden, dann bricht er weinend zusammen. P. schaut mich strafend an und erklärt kategorisch, er sei nun wirklich der falsche für derartige Diagnosen, ich solle sofort mit Thomas in die Nervenklinik gehen. Da würden sie ihn sicher einige Tage, vielleicht auch Wochen behalten und ihm ein paar Medikamente geben, dann würde er sich schon wieder beruhigen. Er könne keine nervenärztliche Diagnose stellen. Dafür sei er der falsche Arzt. Das hätte ich doch wissen müssen. Wusste ich nicht. Ich weiß überhaupt nichts mehr. Er kann mir auch nicht erklären, wie das passieren konnte. »Das kommt vor«, sagt er lakonisch und fordert mich noch einmal auf, dringend eine Klinik aufzusuchen. Für mich bricht die Welt zusammen. Mein Mann, der bis vorgestern noch vollkommen »normal« in seinem Büro gearbeitet hat, soll in eine Nervenklinik?

Thomas und ich stehen hilflos auf der Treppe. Aber jetzt darf ich auf keinen Fall hilflos sein. Ich erkläre dem widerstrebenden Thomas: »Wir gehen jetzt in ein Haus, in dem sie dir helfen werden« und schiebe ihn sanft die Treppe hinunter. Immer wieder suggeriere ich ihm: »Hab Vertrauen zu mir und den Ärzten, zu denen ich dich jetzt bringe, sie werden dir helfen.« Mit den immer gleichen Worten versuche ich, auch mich zu beruhigen. Doch tief in meinem Inneren ringe ich verzweifelt um Fassung.

Erster Tag in der Klinik

Als wir in der Klinik angekommen sind, steigert sich Thomas' Unruhe ins Unermessliche. Hektisch, körperlich nach allen Seiten ausufernd, rennt er den Gang auf und ab. Wir müssen eine Dreiviertelstunde lang warten. Eine Ewigkeit. Die Ärzte sind beschäftigt. Thomas wehrt sich. Er möchte nicht in die Klinik. Ich rede besänftigend auf ihn ein: »Sie werden dir helfen, bestimmt. Die Ärzte werden dir ein Beruhigungsmittel geben und dann können wir wieder nach Hause.«

Endlich sind wir dran. Eine Krankenschwester führt uns ins Arztzimmer und gibt mir einen Antrag in die Hand. Thomas ist extrem nervös. Der Arzt mustert ihn kurz von oben bis unten, dann verschanzt er sich hinter seinen Formularen. Thomas läuft im Zimmer auf und ab. Er wirft sich auf eine

Liege und ruft dem Arzt unvermittelt zu: »Interessieren Sie sich für mich oder interessieren Sie sich für sich?«

Der Arzt stellt die typischen Eingangsfragen: »Welcher Tag ist heute? Wie heißen Sie? Wissen Sie, wo Sie hier sind? Welches Datum ist heute?« Thomas antwortet nicht. Er weint. »Sie interessieren sich nicht für mich«, ruft er nochmals verzweifelt. Der Arzt schaut versteinert, undurchdringlich. Tagtäglich sieht er zig solcher Fälle. Er deutet auf den Antrag in seiner Hand und bittet mich, alles auszufüllen. »Es ist wohl das Beste, wenn Ihr Mann einige Zeit hier bleibt, wir werden ihm ein paar Medikamente geben und beobachten.«

Ich will wissen, was das für Medikamente sind und ob ich ihm die nicht auch zu Hause geben kann. Der Arzt schaut mich mitleidig an. »Sicher nicht. Eine Diagnose kann ich aber so schnell auch nicht stellen. Das machen die Ärzte auf der Station, nachdem sie ihn beobachtet haben«, erklärt er mir so nebenbei und ruft auf der Station an. Es ist kein Bett frei. Thomas rennt unruhig auf und ab. Ich erkläre ihm, dass er ein paar Tage hierbleiben muss, die Ärzte würden ihm helfen. Thomas lacht, dann weint er wieder. Er zittert am ganzen Körper. »Keine Klinik, du hast versprochen, ich komme in keine Klinik«, ruft er mit gellender Stimme. Mir ist hundeelend. Der Arzt telefoniert mit der geschlossenen Abteilung. »Wenn Sie Glück haben, ist hier noch etwas zu machen, ansonsten müssen Sie in eine andere Klinik gehen.«

Bitte, bitte nicht, denke ich, nicht noch mal alles von vorne. Auf der anderen Seite möchte ich Thomas überhaupt nicht hierlassen. Ich habe ihm versprochen, dass ihm geholfen wird und wir wieder nach Hause gehen. Ich fühle mich dieser Institution ausgeliefert, bin hilflos und weiß nicht, was passiert ist. Was werden diese kühlen, sachlichen Ärzte mit Thomas machen? Er kann doch in diesem Zustand gar nicht für sich entscheiden. Der Arzt gibt mir zu verstehen, dass er mit äußerster Mühe auf der »Geschlossenen« noch ein Zimmer gefunden habe und betont, wie außerordentlich zuvorkommend das von ihm sei.

Mit allergrößter Mühe kann ich Thomas dazu bewegen, mitzugehen. Langsam schleppt er sich die Gänge entlang. Der Arzt läuft wie ein Wiesel voraus und wartet an jeder Ecke auf uns. Auf dem endlos langen Flur schlurfen einige Menschen mit starrem Blick an uns vorbei, sie wirken wie fremdgesteuert. Nehmen sie uns wahr? Ihre Welt scheint abgeschottet und ganz weit weg zu sein.

Der Arzt hält vor einer doppelten Glastür und schließt sie auf. Wir stehen in einer Schleuse. Er schließt die zweite Tür auf. Dann übergibt er uns an einen jungen Arzt, der einen kurzen Blick auf Thomas wirft und schnell einen jungen Pfleger ruft, um uns ins Zimmer zu bringen. Thomas wehrt sich. Er zittert und weint. »Hier sind sie, die mich mitnehmen wollen«, flüstert er mir ins Ohr. Ich umarme ihn und versuche ihn zu beruhigen. »Sie wollen dir alle nur helfen, damit du bald wieder nach Hause kannst.«

Ich weiß nicht, ob dieser Satz stimmt. Aber ich versuche wieder, mich selbst damit zu beruhigen. Thomas bekommt vorübergehend ein Einzelzimmer. Innen ist keine Klinke, oben rechts an der Decke starrt ihn eine Kamera an. Bevor wir näher treten, entfernt der Pfleger schnell die Fixierungsbänder des Bettes. »Manche müssen festgebunden werden, wenn sie sich zu sehr wehren«, erklärt er mir im Vorbeigehen. Thomas muss Gürtel, Schlüssel und andere Habseligkeiten abgeben.

Der Pfleger verschwindet. »Sie können ja noch hierbleiben, bis der Arzt kommt«, meint er aufmunternd und zieht die Tür zu. Thomas fällt aufs Bett. Er ist klatschnass geschwitzt. »Ich bringe dir nachher deine Sachen«, flüstere ich, als könnte alles in diesem Raum abgehört werden. Die Kamera surrt und bewegt sich ... Es ist so. Jede Bewegung wird beobachtet. Thomas schließt die Augen. »In welchem Film bin ich?«, fragt er. Dann weint er wieder. »Da oben siehst du ... sie beobachten mich. Du wolltest es mir nicht glauben. Sie werden mich bald holen, die Polizisten ... und dann bringen sie mich ins Gefängnis.«

Die Tür öffnet sich und der Arzt bittet mich, draußen zu warten, er möchte mit Thomas alleine reden. Er hat ein Glas Wasser und Tabletten in der Hand. »Ich werde mit Ihrem Mann besprechen, welches Mittel er nehmen will.« Da wird nicht viel besprochen, denke ich, als ich allein auf dem Flur stehe und auf den Hof schaue. Sie werden ihm irgendetwas geben. Beim Anblick des goldgelben Herbstbaumes laufen mir die Tränen über das Gesicht.

Nur nicht die Fassung verlieren, denke ich und gehe auf dem Flur entlang. Vorne ist das Pflegerzimmer mit der »Kommandostation«. Alle Zimmer sind mit Videokameras verbunden. Der Arzt steht vor Thomas' Bett und redet mit ihm. In einem anderen Zimmer sehe ich apathische Menschen in Betten, an Tischen, auf Stühlen sitzen. Andere laufen im Flur auf und ab, ihre Bewegungen sind extrem verlangsamt, der Blick stumpf, die Haltung zusammengefallen.

Der Arzt kommt aus Thomas' Zimmer. »Ihr Mann ist mit einer Haldolbehandlung einverstanden«, erklärt er. »Es wäre gut, wenn Sie ihn jetzt schlafen lassen, er wird gleich sehr müde werden. In einer halben Stunde können Sie in meinem Zimmer vorbeischauen.« Ich nicke stumm. Tatsächlich. Thomas ist schon in einen Dämmerzustand gefallen. Ich sage ihm schnell, dass ich am nächsten Tag wiederkomme und dass alles wieder gut wird. Dann gehe ich, bevor ich losheulen muss.

Vor den fremden Menschen auf dem Gang nehme ich mich wieder zusammen. Wieder muss ich warten. Diesmal vor dem Sprechzimmer des Arztes und ohne Thomas. Ich komme mir wie eine Verräterin vor. Habe ich ihn nicht gegen seinen Willen in eine Klinik gebracht? Ich bin innerlich vollkommen leer, noch nie habe ich mich so verloren gefühlt. Was ist nur passiert? Wie kann sich ein Mensch so verändern?

Dieser Thomas ist nicht der Thomas, den ich kenne und liebe, und doch ist er es. Der Arzt bittet mich herein. Er ist sachlich und kühl. »Ihr Mann hat eine Psychose«, beginnt er. »Das ist eine Form der Schizophrenie.« Das Wort »Schizophrenie« fällt tief. Ich weiß nicht, in welchen Abgrund ... »Das ist eine schwere psychische Krankheit«, erklärt mir der Mediziner. »Sie entsteht, wenn das Stoffwechselgeschehen im Gehirn entgleist.« Ich möchte wissen, wie das geschehen kann, was die Ursachen dafür sind. »Es gibt keine genauen Ursachen dafür, sicher aber eine genetische Voraussetzung für eine erhöhte Vulnerabilität (Verwundbarkeit). Dank der Forschung weiß man genau, wie man behandelt. Es gibt gute Mittel, die das kranke Geschehen im Kopf wieder trennen, reparieren sozusagen.« Er lächelt mich an. Mir ist überhaupt nicht nach Lachen zumute. Vulnerabilität ... was ist das?

Der Arzt zeichnet mir auf, wie es im Gehirn meines Mannes jetzt aussieht und was die Mittel bewirken, die er jetzt bekommt. »Sie trennen das Geschehen, das alles in Unordnung bringt, und dann wird es besser. Aber Ihr Mann wird sein ganzes Leben lang Medikamente nehmen müssen.« Dieser Satz steht wie eine unüberwindliche und endgültige Mauer vor mir. Mein Mann ist also von heute auf morgen verrückt geworden. So etwas geschieht eben. Es ist ganz normal und kann jedem passieren.

Wie dankbar muss ich sein, dass es Kliniken, Ärzte und Medikamente gibt – das ist das Credo, welches mir der Arzt mitgeben will. Aber ich verstehe nichts. »Ich weiß, es ist schwer für Sie. Sie müssen jetzt gute Nerven haben«, fügt der

Arzt noch beschwichtigend hinzu, als ich mich an der Tür verabschiede. Und: »Sie werden sehen, nach vier oder sechs Wochen ist Ihr Mann mit den Mitteln wieder eingestellt und fit. Vielleicht kann er dann auch bald seiner Arbeit wieder nachgehen. Alles wird sich normalisieren.«

Während ich an den gedopt wirkenden Menschen, die wie aus einer anderen Welt zu kommen scheinen, nach draußen gehe, verloren, verzweifelt, allein, kann ich mir nichts mehr vorstellen. Alles dreht sich in meinem Kopf. Ich fahre in eine Buchhandlung und frage nach Büchern über Psychosen. Ich möchte alles wissen über diese Diagnose, diese Krankheit, die von einem zum anderen Tag unser ganzes Leben umwirft. Ich möchte mich an etwas festhalten können.

Zweiter Tag in der Klinik

Ich habe kaum geschlafen, Alpträume haben mich hin und her geworfen. Um neun Uhr fahre ich in die Klinik. Thomas schläft. Er ist nassgeschwitzt. Der Pfleger erklärt mir: »Ihr Mann hat gestern Abend die Station unter Wasser gesetzt. Da haben wir die Dosis verdoppelt.« »Was ist denn passiert?«, frage ich entgeistert. »Er hat ein Handtuch im Waschbecken liegen gelassen«, ist die Antwort, deshalb ist das Wasser übergelaufen. Mit meinem »Aber« stehe ich alleine da. Der Pfleger muss weg. Ein schwieriger Fall muss fixiert, das heißt ein anderer Patient muss festgebunden werden. Ich sitze an Thomas' Bett und betrachte ihn. Er ist weit weg. So tief hat er noch nie geschlafen, es wirkt fast wie eine Ohnmacht. Draußen scheint die Sonne, der Herbstbaum leuchtet. Hier drinnen surrt die Kamera und lässt uns nicht aus den Augen. Thomas erwacht kurz. Er nimmt mich wahr, dann sackt er wieder weg.

Ich gehe auf den Flur und beobachte die anderen kranken Menschen, die wie Zombies hin und her gehen. Der Pfleger sagt mir nicht, welche Mittel Thomas noch bekommen hat.

»In das Krankenblatt darf ich Sie nicht reinsehen lassen.«
Aber er meint, vor dem späten Nachmittag würde Thomas
nicht aufwachen ... Ich werde noch mal wiederkommen.

Dritter Tag in der Klinik

Thomas hat 36 Stunden durchgeschlafen. Als ich ihn am
nächsten Tag besuche, liegt er immer noch wie ein Stein im
Bett. Er lächelt wie ein Sechsjähriger, beseelt, aber er ist spürbar in eine andere Sphäre getaucht, weit weg von mir. Er freut
sich, mich zu sehen, aber nach ein paar Minuten Gespräch
sackt er wieder in einen lähmenden Schlaf. Die Unruhe ist
weg, aber jetzt befindet er sich in tiefer, apathischer Müdigkeit, die er nicht steuern kann. Die Medikamente haben sein
zerbrochenes Ich mit einem chemischen Band zugeklebt, nur
fehlt das Leben in ihm.

Als er nach einer Weile wieder erwacht, möchte er etwas
trinken. Wenn ich nichts mitgebracht hätte, wäre nichts da.
Thomas kann in diesem Zustand nicht für sich sorgen. Die Kamera surrt und läuft, jede Handlung des Patienten und seiner
Besucher wird beobachtet, aber kaum einer der Pfleger kümmert sich darum, ob die mit schwersten Medikamenten in
Höchstdosierung voll gestopften Patienten auch genügend zu
trinken bekommen. Wie sollen sie auch. Natürlich sind sie
überlastet. Aber es scheint auch niemandem bewusst zu sein,
dass Menschen, die derartig schwere Medikamente nehmen,
viel, viel trinken müssen, um den Organismus wenigstens
etwas zu entlasten. Die Pfleger gehen davon aus, dass die Patienten im Aufenthaltsraum alles finden, was sie brauchen.
Was ist mit denen, die nicht in den Raum gehen können?

Immer wieder sackt Thomas mitten aus dem Satz in den
ihn überfallenden Schlaf. In einer etwas längeren Wachpause
möchte er plötzlich massiert werden. Er leitet meine Hände an
Stellen unterhalb des Kopfes, dort wo Schädel und Hals zu-

sammenkommen. Ich bin berührt und überrascht, denn das sind zentrale Stellen am Körper, die zwischen Unbewusstem und Bewusstem liegen und auf tiefe Ebenen führen. Körpertherapeuten, das weiß ich aus meiner Ausbildung, massieren gerade nicht an diesen Stellen akut psychotische oder auch nur depressive Menschen, damit nicht zu viele der abgekapselten Inhalte hochgespült werden. Ich bin sehr vorsichtig und berühre die Punkte nur kurz. Danach möchte er am Rücken und zuletzt an den Füßen massiert werden. Er leitet mich, genau richtig ... woher weiß er das? Früher wollte er nie massiert werden. An den Füßen kann ich ausleiten.

Dann schläft Thomas wieder ein, sein Gesicht wirkt entspannter, er schwitzt immer noch ganz furchtbar. Als er wieder aufwacht, hat er noch einen anderen Wunsch. Ich soll ihm Kinderlieder vorsingen. Thomas befindet sich offenbar auf einer bestimmten Kinderstufe seiner Entwicklung, in die er wieder hineingeschlüpft ist. Dieser Moment ist für mich wieder sehr schwer. Mühsam muss ich meine Tränen unterdrücken.

Vierter Tag in der Klinik

Thomas ist auf ein anderes Zimmer verlegt worden. Er liegt jetzt mit einem jungen Mann zusammen, dem man auf den ersten Blick überhaupt nicht ansieht, dass er psychische Probleme hat. Er ist freundlich und zuvorkommend zu mir und verlässt diskret das Zimmer. Thomas sitzt im Bademantel im Bett. Er zieht meinen Kopf zu sich heran und flüstert: »Da siehst du, da sind die Kameras, sie beobachten mich noch immer.« Diesmal ist die Kamera jedoch nicht im Zimmer. Denn Thomas liegt direkt neben der »Kommandostation«, in der alle Kameras angebracht sind, durch ein Fenster getrennt, dessen Rollostäbe leicht geöffnet sind, damit die Pfleger den Raum überblicken können. Für Thomas wirkt diese »Raumstation« noch irritierender. Ich erkläre ihm, dass die Pfleger durch diese Kameras sehen können, ob es allen Patienten gutgeht, spüre aber, dass ihn diese Aussage nicht sehr beruhigt.

Thomas erhebt sich sehr, sehr langsam. Im Zeitlupentempo geht er ins Bad. Seine Gesichtszüge sind immer wieder mal verzerrt, von Zeit zu Zeit rutscht sein Kopf auf die linke Schulter. Im Fachjargon wird dies »Schiefhals« genannt. Nur mit großer Mühe kann er seine extrem langsamen Bewegungen koordinieren. Das alles ist eine Folge der Medikamente. Thomas möchte mit mir in den Aufenthaltsraum gehen. Es dauert unendlich lange, bis wir dort angekommen sind. Alles an ihm zieht wie Blei. Jeder Schritt, jede Bewegung ist Schwerarbeit für ihn. Im Aufenthaltsraum befinden sich mehrere Patienten. Sie scheinen alle von einem fremden Stern zu kommen. Einer fragt Thomas, ob er ein Spiel mit ihm spielen will. Thomas lächelt beseelt in die Ferne und schüttelt den Kopf.

Fünfter Tag in der Klinik

Thomas liegt wie immer in lähmendem Tiefschlaf. Seit 12 Stunden hat er nichts gegessen und nichts getrunken. Ich mache mir große Sorgen. Wie soll das weitergehen? Es ist doch keine Lösung, ihn nur mit stärksten Medikamenten in »Schach« zu halten! Er wirkt wie niedergeknüppelt. Er kann noch nicht mal seine körperlichen Bedürfnisse erfüllen und darauf achten, dass er genügend trinkt.

Ich gehe in die direkt neben seinem Zimmer liegende »Kommandostation« und unterhalte mich mit dem Pfleger. Ich möchte wissen, wie viele Medikamente Thomas bekommt. An diesem Tag habe ich Glück. Dieser Pfleger ist sehr nett. Er gibt mir ein paar sehr wertvolle Tipps. Er lässt mich ins Medikamentenheft schauen, obwohl er das nicht darf. Thomas bekommt vier verschiedene Medikamente, in seinem

Inneren befindet sich ein bunter Cocktail aus verschiedenen Psychopharmaka, in seinem Fall nennt man sie Neuroleptika. Kein Wunder, dass ihn das vollkommen lähmt und außer Gefecht setzt. Er befindet sich unter schwerstem »Medikamenten-Beschuss« und kann sich selbst nicht dagegen wehren. In diesem Zustand wird ihm immer nur suggeriert, dass alles notwendig sei und es ihm sonst wieder sehr viel schlechter gehen würde.

Noch schlechter? Alles steht auf dem Kopf. Die Symptome, die nun auftreten, werden natürlich der Krankheit zugeschoben. Die ohnmächtige, abhängige Situation wird benutzt und öffnet für die Behandler Tür und Tor, alles auszuprobieren und zu testen. Immer wieder heißt es: »Ihr Mann ist mit allem einverstanden.« Er aber weiß nicht, was mit ihm passiert und kann alles nicht nachvollziehen. Der Pfleger versteht meine Bedenken, zuckt dann aber auch nur mit den Achseln. So ist es nun mal. Er fordert mich auf, über meine Probleme mit dem Arzt zu sprechen. Das möchte ich an diesem Tag auch tun. Ich warte eine Stunde vor seiner Tür, dann endlich werde ich auch ohne Termin empfangen.

Meine Hartnäckigkeit nervt. Ich spüre es. Und was für ein Glück, dass ich so eine Nervensäge bin! Denn sonst hätte ich an diesem Freitag nicht erfahren, was die Ärzte längst beschlossen haben. Angehörige werden nicht gefragt oder informiert. Es sei denn, sie sind vom Gericht als Betreuer zugelassen. Das ist eine sehr umständliche Prozedur und wird aus verschiedenen Gründen nicht gern gesehen. Ein Betreuer kann sich bei allen ärztlichen Entscheidungen dazwischenschalten, er muss informiert werden. Das stört natürlich. Und dann gibt es auch noch den Negativfall, in denen die Angehörigen ein behinderndes oder manipulierendes Vorhaben gegen den Patienten umsetzen können, etwa eine Entmündigung einleiten.

Aber da immer ein Richter entscheidet und genügend Gespräche mit den betreuenden Angehörigen führt, besteht die Chance, dass er sich ein umfassendes Bild machen kann und die richtige Entscheidung fällt. An dieser Stelle möchte ich allen Angehörigen Betroffener raten, in solch einer Situation sofort einen entsprechenden Antrag bei Gericht zu stellen, schon allein deshalb, damit die Ärzte die abhängigen Patienten nicht als Versuchskaninchen für Medikamente und Untersuchungen benutzen können. Wenn sich niemand in der Familie oder im Freundeskreis findet, kann auch ein neutraler Betreuer vom Gericht eingesetzt werden, der die Rechte des psychisch Kranken wahrnimmt.

Was für eine absurde Situation: Ich möchte mit dem behandelnden Arzt die hohe Medikamentendosis besprechen und erfahre so nebenbei, dass die Ärzte für den kommenden Montag einen großen Eingriff geplant haben. Sie möchten bei Thomas eine Rückenmarkspunktion vornehmen und sein Gehirn scheibchenweise röntgen. Dazu muss er sich in eine dunkle Röhre legen und dann wird er in einen Schrank geschoben, in dem dann diese Röntgenmethode vorgenommen wird. Der Psychiater versucht mich zu beruhigen. Er erklärt: »Wir müssen doch feststellen, woher der psychotische Zustand kommt und ob vielleicht – im schlimmsten Fall – ein Tumor daran schuld ist. Es geht nur darum, ob das Gehirn normal funktionsfähig ist.«

Mein Einwand, ob nicht schon früher andere Symptome gezeigt hätten, dass sein Gehirn nicht in Ordnung sei, wird schnell weggewischt. Noch mehr der, dass die Ursache für seine Psychose im psychischen, traumatischen Erlebnisbereich liegen könnte, mit Erlebnissen in seiner Kindheit und Jugend zusammenhängen, die er nicht verarbeiten konnte. Meine Bedenken dieser Art sind »Unsinn«, meint der Psychiater. Er gibt zwar zu, dass äußere Krisen wie Trennungen, berufliche Probleme, Todesfälle und ähnliche Ereignisse den Ausbruch psychotischer Zustände fördern können, der Fakt aber sei, dass das Stoffwechselgeschehen im Gehirn entgleist ist. Thomas sei krank.

Dann erklärt er mir mit weiteren Fachausdrücken bestückt ausführlich das »Gehirngeschehen der Menschen« aus wissenschaftlicher Sicht. Während er langsam auf mich einredet und eine schöne Zeichnung des Gehirns macht, wird mir klar: Thomas muss hier raus. Er wird zum Versuchsobjekt in einer psychiatrischen Universitätsklinik, in der sich keiner um seine seelische Verfassung kümmert, sondern nur kalt und nüchtern sein Gehirnstoffwechsel Gegenstand des Interesses und der Untersuchungen ist. Kaum einer der hier behandelnden Ärzte wird zugeben, dass über die Ursachen der im Überbegriff genannten Krankheit »Schizophrenie« keine klaren Ergebnisse vorhanden sind und nach wie vor spekuliert und experimentiert wird. Dazu kommt, dass eine »oft schnelle Diagnose« feststeht und nicht noch einmal hinterfragt wird. Es passiert immer wieder, dass sich die schnellen psychiatrischen Diagnosen später als falsch herausstellen.

Thomas muss hier raus – dieser Satz läuft unentwegt wie eingebrannt in meinem Kopf ab, als ich wieder allein auf dem langen Klinikgang stehe. Neben mir schlurfen im Zeitlupentempo einige Patienten völlig in sich versunken herum. Ich weiß, dass ich Thomas an diesem Wochenende aus der Klinik holen werde, noch weiß ich nicht, wie. Aber er wird keiner dieser Untersuchungen ausgesetzt, die ihm in seiner Situation nur noch mehr Angst machen müssen.

Eine Rückenmarkspunktion ist kein kleiner Routine-Eingriff. Auch wenn er aus der Sicht der Ärzte so dargestellt wird. Sollten irgendwann später Untersuchungen notwendig sein, wenn sich sein Zustand über einen langen Zeitraum, vielleicht nach vielen Monaten, nicht bessert, kann darüber immer noch entschieden werden. Aber jetzt, nach fünf Tagen, ist diese ärztliche Entscheidung absurd. Die vielen Bücher, die ich mir zum Thema besorgt habe, geben mir wertvollen Einblick in diese Vorgänge.

Zu Hause telefoniere ich mit einem befreundeten Anwalt. Ich erzähle ihm, was ich vorhabe. »Ist Thomas selber in die Klinik gegangen?«, will er wissen. Ich bejahe. »Sehr gut. Das ist juristisch betrachtet schon mal ein wesentlicher Punkt. Wenn du am Sonntag, wenn der behandelnde Arzt frei hat, Thomas rausholen willst, erklärst du dem Vertretungsarzt entschieden, dass er aus eigenem, freiem Willen gekommen ist und auch wieder aus eigenem, freiem Willen gehen will. Du musst wissen und immer wieder betonen, dass er sich nicht selbst und auch nicht andere gefährdet. Das ist der Kernpunkt, denn Menschen, die entweder suizidgefährdet sind oder in diesen Zuständen aggressiv werden, bekommst du kaum heraus ... In eurem Fall besteht da sicherlich eine Chance. Du musst nur fest entschlossen sein, denn das Recht auf Eigenentscheidung ist euch, vor allem Thomas, nicht entzogen worden, er wurde ja nicht entmündigt. Thomas muss das natürlich wollen.«

Thomas weiß überhaupt noch nichts von meinem Plan. Er sagt in seinem Zustand zu allem Ja und Amen. Warum soll er nicht nach Hause wollen? »Hast du einen weiterbehandelnden Arzt?«, fragt mich der Jurafreund. Er weist mich darauf hin, dass die Ärzte auch das Schlüsselwort »krankheitseinsichtig« hören wollen und dass unsere Karten schlecht sind, wenn wir keine Weiterbehandlung in Aussicht stellen. Ich erzähle ihm, dass ich von einem Arzt gehört habe, der früher viele Jahre in einer psychiatrischen Klinik gearbeitet hat und nun seit einiger Zeit homöopathisch behandelt.

Der Jurafreund ist bei dieser Methode zwar skeptisch, meint aber: »In solch einer Situation sollte man alles versuchen, was eine Alternative zur gnadenlosen wissenschaftlichen Psychiatrie ist, denn die baut ab und nicht auf. Der Mensch kommt zwar äußerlich betrachtet von seinen Zuständen weg, büßt dafür aber seine Lebensfreude und die eigene Kraft ein. Er funktioniert nur noch chemisch gelenkt unter einer Chemieglocke. Es ist kein Geheimnis, dass diese Medikamente nicht nur abhängig, sondern oft auch noch kränker machen. Es gibt psychotische Ausbrüche und Phasen, die gerade durch diese starken Medikamente hervorgerufen werden. Und nie ›bewiesene‹ Selbstmorde. Natürlich wird das ein Psychiater niemals zugeben. Im Zweifelsfall ist immer die Krankheit an allem schuld. Und gegen die starken Nebenwirkungen gibt es eben noch ein Mittel, ein Gegenmittel zum Mittel und dann noch eines und noch eines, und so dreht sich die Spirale immer weiter und weiter. Von den massiven Nebenwirkungen, die auch organisch schädigen, wollen wir gar nicht reden.«

Seine Ausführungen bestätigen und stützen meinen Entschluss. Am kommenden Sonntag werde ich Thomas aus der Klinik holen. Wir haben keine andere Wahl. Stundenlang bete ich mir vor: Ich werde es schaffen und – er ist freiwillig gekommen und er wird auch freiwillig wieder gehen, er gefährdet sich nicht selbst und auch nicht andere. Er möchte sich anders behandeln lassen, er weiß, dass er behandelt werden muss, er ist krankheitseinsichtig.

Der Sonntag nach dem sechsten Tag in der Klinik

Es ist sechs Uhr früh am Sonntagmorgen. Ich habe fast die ganze Nacht vor Aufregung nicht geschlafen. Heute werde ich Thomas aus der Klinik holen. Anna, meine Freundin, ist bei mir, sie wird mir unterstützend beistehen und mich hinfahren, denn mir zittern schon zu Hause die Knie. Kurz vor elf Uhr sind wir in der Klinik. Ich frage nach der Dienst habenden

Ärztin und muss warten. Wieder sitze ich allein auf dem langen Klinikflur. Die Geschehnisse der letzten Tage laufen wie in einem Film nochmals vor mir ab. Zum ersten Mal wird mir klar, wie einsam ich mit all der Problematik bin. Es ist wunderbar und hilfreich, dass ich meine Freundin Anna habe, mit ihr kann ich über alles reden. Aber jetzt sitzt sie draußen im Auto. Diesen Fight hier muss ich alleine durchstehen. Außerdem habe ich bisher niemandem in der Familie Bescheid gesagt. Ich weiß ja selber nicht, wie es weitergeht. Im Büro habe ich Thomas entschuldigt. Er habe einen Nervenzusammenbruch gehabt. Thomas ist für vier Wochen krank geschrieben. Dann weiß noch der Anwalt Bescheid. Sonst bin ich mit allem alleine. Thomas' Eltern, Geschwister und Freunde – alle tappen im Dunkeln.

Mir wird schmerzlich klar, dass psychische Krankheiten in eine Art Niemandsland geschoben werden. Abgetrennt und tabuisiert von der übrigen Gesellschaft. Noch weiß ich nicht, ob und wie ich damit jemals offen umgehen kann. Dabei geht es nicht um mich. Viel entscheidender ist: Wie wird Thomas damit umgehen können? Hat jemand mit der Diagnose »psychisch krank« nicht ein lebenslanges Stigma auf der Stirn? Unsichtbar? Sichtbar?

Während ich in diese Gedanken versunken bin, öffnet die Ärztin plötzlich ihre Tür. Sie ist freundlich distanziert und will schon auf dem Flur wissen, welche Frage ich denn habe. Ich merke, dass sie mich am liebsten hier zwischen Tür und Angel abfertigen würde und bitte entschieden und freundlich, doch kurz in ihrem Sprechzimmer mit ihr reden zu dürfen. Sie lässt mich herein. Ich rede nicht lange drumherum: »Ich möchte, dass Sie meinen Mann entlassen«, platze ich etwas ungeschickt heraus. Schnell sage ich den auswendig gelernten »juristischen Spruch« auf: »Mein Mann ist freiwillig gekommen, gefährdet nicht sich noch andere ...«

Die Psychiaterin schaut mich entgeistert an. »Wie stellen Sie sich das denn vor? Das geht auf keinen Fall.« Dann wird ihr Ton sehr entschieden. »Es wird schon einen triftigen Grund haben, wenn der Kollege ihn länger hier behalten will.« Ich kritisiere die Behandlungsweise, die nur daraus besteht, die Patienten unter Tabletten zu setzen. Sie wehrt sich. »Das stimmt nicht, wir dosieren nicht sehr hoch, geben nur, was notwendig ist. Was glauben Sie denn, was passiert, wenn wir keine Mittel geben würden?« Ich entgegne: »Auf jeden Fall ist die Dosis zu hoch. Keiner achtet darauf, in welcher Verfassung mein Mann mit all diesen Medikamenten ist. Er ist ja wie weggetreten.« Sie winkt entschieden ab. »Darum kann es doch nicht gehen. Sollen wir uns streiten, ob Ihr Mann zu viel oder zu wenig Medikamente bekommt, das kann ich aus diesem Zimmer überhaupt nicht beurteilen.«

Ich merke, dass ich dabei bin, mich zu verzetteln. Die Ärztin steht auf und geht ein paar Schritte im Zimmer auf und ab. Dann bittet sie mich, zu gehen und am Montag meine Bedenken mit dem behandelnden Kollegen zu besprechen. Ich werde immer mutiger. Ich höre mich forsch sagen: »Darum geht es nicht. Ich habe nichts zu besprechen, sondern möchte, dass Sie meinen Mann entlassen.« Die Ärztin ist fassungslos. »Das geht auf keinen Fall. Reden Sie am Montag mit dem behandelnden Arzt«, wiederholt sie. Ihre Stimme wird böse. Ich lasse nicht locker. Abermals bete ich den juristischen Spruch herunter und bitte sie, alles zu veranlassen. Eine gute halbe Stunde geht unser Dialog auf diese Weise hin und her. Die Ärztin weigert sich. Sie wird rabiat und will mich hinauswerfen. Ich weigere mich, zu gehen. Sie droht mir mit dem Direktor der Klinik ... »Bitte, rufen Sie ihn. Soll er mir erklären, warum mein Mann nicht entlassen werden kann.«

Ich bin entschlossen, bis zum Äußersten zu gehen ... Aus irgendeinem Grund hat das eine Wirkung. Die Ärztin denkt kurz nach und schaut mit ernster Miene aus dem Fenster. Mein Puls rast. Sie erklärt mir, dass sie ein richterliches Gutachten einholen muss und dass das mindestens 48 Stunden dauern wird. Ihr Fazit: »Also vor Montag ist da nichts zu machen.« Ich pokere weiter, weise auf den Juristen hin, den ich eingeschaltet habe, und dass der die juristische Verantwortung übernehmen wird. Natürlich ist mir klar, dass ein eingesetzter Jurist neutral sein muss.

»Weiß Ihr Mann, dass Sie ihn hier herausholen wollen?«, fragt sie plötzlich unvermittelt und hat damit einen wunden Punkt erwischt ... Denn es ist ja tatsächlich so, dass Thomas nichts davon weiß und auch nichts wissen darf, damit nichts von meinem Plan vorher durchsickert. Ich nicke. Diese Lüge muss sein. Die Ärztin fragt weiter: »Haben Sie Ihren Mann heute schon gesehen?« Ich bejahe auch das, obwohl es nicht stimmt. Sie erhebt sich widerstrebend und erklärt sich bereit, mit mir auf die Station zu gehen, sich das Krankenblatt anzusehen und auch mit Thomas zu reden. »Nur so kann ich mir ein Bild machen.«

In meinem Kopf rast das Blut, meine Knie zittern. Jetzt geht es ums Ganze. Wortlos gehen wir den langen Flur entlang. Ich wundere mich, dass sie meinen rasenden Herzschlag im Kopf nicht hört. Sie schließt die Türschleuse zu Station auf. Ich bete und bitte innerlich, Thomas möge auf sein, sich im Aufenthaltsraum befinden und während die Ärztin in den Pflegerraum geht und sich das Krankenblatt anschaut, könnte ich ihn umarmen und ihm ins Ohr flüstern: »Thomas ... du willst doch nach Hause ...«

Vielleicht werden Gebete doch manchmal erhört. Jedenfalls ist es in diesem Moment so. Genauso. Ich sehe Thomas wackelig und langsam im Aufenthaltsraum herumlaufen und die Ärztin steuert zielbewusst den Pflegerraum an. Ich renne zu Thomas. Umarme ihn stürmisch. Er grinst, wie er immer in diesen Tagen grinst. Er freut sich wie ein kleiner Junge und ich biete ihm das verlockende Bonbon an: »Wir gehen nach Hause ... Thomas ... willst du?« Er strahlt. Natürlich will er. Ich erkläre ihm, dass die Ärztin, die heute Dienst hat, gleich mit ihm reden will und dass er nichts anderes zu ihr sagen soll, als dass er nach Hause will, nichts weiter als das ... und immer das Gleiche ...

Während ich Thomas so »programmiere«, darf ich meine Gefühle nicht hochkommen lassen, wie schrecklich es ist, dass ich ihn in diesem Zustand wie eine Marionette lenken kann. Ich muss einfach handeln, hier ist kein Platz zum Hinterfragen. Ich schiebe Thomas sanft in die Richtung seines Zimmers. Thomas fällt aufs Bett. Er möchte nur ein ganz kleines bisschen schlafen. Ich versuche ihn wachzuhalten. Er muss einen »guten Eindruck« machen.

Die Ärztin kommt und bittet mich hinauszugehen. Sie möchte allein mit ihm sprechen. Zehn fürchterliche und ewige Minuten sitze ich im Aufenthaltsraum. Was sagt sie zu ihm, wie wird Thomas reagieren, wird er durchhalten können? Die Gedanken kreisen wie Springmäuse durch meinen Kopf. Endlich. Die Ärztin kommt aus dem Zimmer und bittet mich in den Pflegerraum. Die Pfleger gehen hinaus. Sie möchte mir einen Kompromiss vorschlagen. Unter der Bedingung, dass ich am Montag wieder mit Thomas in die Klinik komme und alles Weitere mit dem behandelndem Arzt bespreche, lässt sie mich mit ihm und den entsprechenden Medikamenten über das Wochenende nach Hause gehen.

Mir fällt ein Stein vom Herzen. Eine wunderbare Idee. In dem Ärzteblatt scheint zum Glück nichts von der bevorstehenden Rückenmarkspunktion zu stehen ... sonst hätte sie sich sicher nicht darauf eingelassen. Dann geht sie weg, um die zu unterschreibenden Unterlagen vorzubereiten. Als ich zu Thomas ins Zimmer komme, schläft er wieder tief. Ich wecke ihn, er ist vollkommen weggetreten, sein Gesicht zuckt, wieder ist dieser furchtbare Schiefhals da … Nur das nicht, denke ich, jetzt bloß keine Komplikationen. Wenn die Ärztin das sieht, lässt sie uns auf keinen Fall raus … In Sekundenschnelle packe ich Thomas' Sachen zusammen. Er lehnt immer wieder den Kopf auf meine Schulter und möchte sich ein paar Minuten ausruhen. Die Ärztin kommt und bringt uns den vorbereiteten Schrieb. Thomas erwacht, einen Moment ist er ganz heiter und gut gelaunt. Er unterschreibt. Das Schicksal spielt mit. Noch einmal schärft die Ärztin uns beiden ein, am Montag wiederzukommen. Ich nicke. Thomas auch. Dann verabschiedet sie sich mit dem Hinweis, dass der Pfleger uns die notwendigen Medikamente bringt, die Thomas bis zum Montag braucht. Am liebsten würde ich ihr um den Hals fallen. Ich habe den Eindruck, dass sie ebenfalls etwas erschöpft ist. Mit Mühe schaffe ich es, dass Thomas sich anzieht, für mich dauert es endlos lange. Der Hals »tickt immer wieder aus«, der Pfleger, der die Medikamente bringt, übersieht es, er lächelt mir aufmunternd zu.

Jetzt ist nur noch eine Hürde zu nehmen. Ich muss mit Thomas den langen Gang entlanggehen, seinen Schiefhals und seine Gesichtszuckungen verbergen, wir müssen mit dem Lift zwei Stockwerke tiefer fahren und dann noch mal einen endlos langen Gang entlanggehen. Ich lege meinen Arm um Thomas' Schulter und drücke sein Gesicht an meines. So ist der Schiefhals verborgen und wir gehen langsam, ganz langsam zur Türschleuse. Ich winke dem Wärter zu. Er öffnet. Wir stehen in der Mitte. Ich möchte nicht zurückschauen. Die zweite Tür öffnet sich. Wir sind draußen.

Wieder zu Hause

Nie werde ich das Gefühl vergessen, wie ich mit weichen Knien, atemlos und mit hochrotem Kopf den glücklich vor sich hin lächelnden Thomas in das Auto schiebe, in dem Anna auf uns wartet. Ich habe das Gefühl, meinen eigenen Mann entführt zu haben. Anna ist genauso aufgeregt wie ich, sie fährt ganz langsam. Endlich sind wir zu Hause. Thomas realisiert sofort, wo er ist. Zum ersten Mal wirkt er wach, er freut sich und nimmt seine bekannte Umwelt wahr. Mit riesigen Schritten hüpft er die Treppen hinauf. Ich bin sprachlos. In der Wohnung rennt er fröhlich von einem Zimmer zum anderen, schaut sich alles an, sogar die tumben, medikamentengesteuerten Bewegungen sind für eine kurze Zeit vollkommen weg. Es wirkt so, als habe sich eine dicke Schicht gelöst, und eine dichte Gardine konnte ein Stück aufgezogen werden.

Nachdem Thomas etwas getrunken und gegessen hat, legt er sich in sein Bett und schläft beruhigt ein. Anna und ich sitzen völlig erledigt, aber glücklich in der Küche und trinken Kaffee. Ich habe das Gefühl, Felsen und riesige Berge verrückt zu haben. Als Thomas am Abend wach wird, redet er gelöst und befreit drauflos. Zum ersten Mal. Und er schläft nicht mehr zwischen den Sätzen ein. Jetzt müsste er drei Tabletten nehmen. Ich gebe ihm eine halbe Haldol-Tablette und setze die anderen ab.

Heute weiß ich, dass das ein etwas waghalsiges Unternehmen war, denn nach so einem Medikamenten-Potpourri müssen Medikamente langsam ausgeschleust werden. Ein zu schnelles Absetzen kann ein Desaster in Psyche und Kreislauf hervorrufen. Wir hatten Glück. Thomas schläft auch mit dieser halben Tablette die ganze Nacht durch. Ich habe das Gefühl, ein kleines, aber glückliches Kind beschützen zu müssen. Aber ich empfinde tief im Inneren auch eine ungekannte Leere. Mein Partner ist in eine andere psychische Realität geschlüpft, hat sich verwandelt. Und ich stehe davor, bin vollkommen draußen. Ich kann auch keine »ebenbürtigen« Gespräche mit ihm führen, das heißt auch, dass ich alles Belastende von ihm fernhalten muss und mich voll und ganz auf seine Bedürfnisse einzustellen habe.

Montag. Wir gehen natürlich nicht wieder in die Klinik, sondern zu einem Psychiater, der auch homöopathisch arbeitet. Er befasst sich fast zwei Stunden mit Thomas. Er gibt ihm eine homöopathische Hochpotenz, ruft in der Klinik an und erklärt dem Arzt, dass nun er die Behandlung übernommen habe und bittet um die zuständigen Unterlagen.

Es ist erstaunlich, wie offen und verändert Thomas ist. Er verändert sich von Stunde zu Stunde, der Schleier in seinem Kopf öffnet sich immer mehr. Seine Bewegungen werden koordinierter, die Zuckungen im Gesicht und der fürchterliche Schiefhals sind weg. Thomas möchte wieder Zeitung lesen, er beginnt, am Alltag teilzunehmen, fragt, ist interessiert und dämmert nicht nur stumpf vor sich hin. Aber alles geht sehr langsam. Thomas braucht lange und häufige Ruhepausen, er ist schnell erschöpft und schläft immer noch viel. Die fürchterlichen Verfolgungsängste und die Panik sind weg. Eines Morgens stellt er glücklich fest: »Ich bin wieder da.« Dabei lächelt er, als wäre er in einem schönen Kinderparadies gelandet. Trotzdem ist noch lange nicht alles so, wie es einmal war. Es wird dauern, bis er wieder gesund wird und in die normale Umwelt hineinwachsen kann, ohne dass sie ihn überfordert, bedroht oder ängstigt.

Ein wesentlicher und noch vollkommen ungeklärter Punkt ist: Wie wird er mit dieser Realität leben lernen? Ist es ihm bewusst, dass nun nichts mehr ist, wie es einmal war? Weiß er, dass er diese Krankheit von nun an in sein Leben integrieren muss? Wird er bald lernen, seine »Frühwarnsymptome« zu erkennen, und wie wird er mit seiner Krankheit in einer Umwelt klarkommen, die schon »kleinere psychische Belastungen« als unschicklich und störend ansieht? Wie wird er sich in einer Gesellschaft zurechtfinden, die auf Leistung und cooles Funktionieren gepolt ist und alle Störfaktoren ausblendet und wegrationalisiert?

Wann wird Thomas wieder arbeiten können? Wird er sich jemals wieder in seinem Stressberuf als Projektleiter in einer Werbeagentur zurechtfinden können? In all den Büchern, die ich gelesen habe, steht, dass gerade Stressberufe für Menschen, die zu solch einer »Vulnerabilität«, einer großen Verwundbarkeit neigen, vollkommen ungeeignet sind. Wie sollen wir weiterleben? Fragen über Fragen drehen sich in meinem Kopf. Mir ist klar, dass ich den Löwenanteil der Versorgung übernehmen muss. Zum Glück kann ich als freie Lektorin viel zu Hause arbeiten. Nebenbei übersetze ich. Das ist auch an langen einsamen Abenden, wenn Thomas schon schläft, eine gute Ablenkung. Damit verhindere ich, dass sich meine Gedanken nur noch im Kreis drehen.

Ein weiteres Problem ist: Wann werden wir unseren Eltern und Geschwistern davon erzählen? Werden sie damit umgehen können? Was ist mit den Freunden und Arbeitskollegen? Noch möchte Thomas es niemandem erzählen. Für den Onkel halten wir die Nervenzusammenbruch-Version aufrecht. Sie reicht ihm, und wir sind die lästigen Fragen los. Diese Scheindiagnose halten wir für alle aufrecht. Ich lerne, mich vollkommen zurückzunehmen. Auf keinen Fall darf ich Thomas zu viel zumuten, ihn überfordern. Zwei Mal in der Woche geht er zum homöopathischen Psychiater und bespricht mit ihm, wie es ihm geht. Immer wieder bekommt er andere Mittel. Er schläft schlecht, das ist im Moment ein hervorstechendes Symptom. Thomas lernt sein Frühwarnsystem kennen. Schlaflosigkeit kann ein eventueller Bote dafür sein, dass sich Weiteres ankündigt.

Das erste Jahr nach einer Psychose ist entscheidend für die tatsächliche Diagnose. Wenn sich in kürzeren Zeiträumen weitere Zustände dieser Art wiederholen, können sie unter Umständen chronisch werden. Aber viele Psychosen werden auch vollständig ausgeheilt. Das ist unsere Hoffnung. Geist und Psyche hatten kein »normales Abwehrsystem« mehr. Genau an dieser Stelle möchte die homöopathische Behandlung ansetzen. Über die wachsenden Selbstheilungskräfte wird das »gesunde Abwehrsystem« gestärkt und aufgebaut.

Vor Thomas liegt ein langer und schwieriger Weg. Die ersten homöopathischen »Gaben« bewirken bei ihm noch keine großen Reaktionen. Aber es ist auffallend, wie viel klarer und lebendiger er wirkt. Ich kann den Unterschied zwischen dem »chemischen Schleier«, der ihn zugenebelt hat, und der jetzt wiedergefundenen lebendigeren Befindlichkeit deutlich feststellen. Natürlich ist die Krankheit nicht schlagartig vorbei. Thomas hat große Stimmungsschwankungen. Mal ist er über einen langen Zeitraum ganz fröhlich und klar, er »blickt durch«, und einige Momente später versinkt er wieder in irgendeiner Tiefstimmung. Sie ist aber nicht mehr bedrohlich und beängstigend für ihn. Er lernt, mit seinen Stimmungen umzugehen. Das zusammengestürzte Ich muss sich mühsam Punkt für Punkt wieder aufrichten. Das erfordert eine große Kraftanstrengung für Thomas und viel Geduld für mich.

Ein Jahr später

Thomas ist über die entscheidende »Einjahresklippe« gekommen. Das ist schon einmal sehr gut, denn ein Jahr ohne weiteren psychotischen Ausbruch ist ein hoffnungsfrohes »Zwischenergebnis«. Es lässt hoffen, dass die psychotischen Episoden sich nicht chronisch manifestieren. Aber niemand kann jemals voraussagen, ob und in welchen Abständen sich psychotische Krisen wiederholen, und wie viele Episoden ein

Mensch »braucht«, damit sich sein beschädigtes, verwundetes seelisches Abwehrsystem regulieren kann. Manche Menschen erleben psychotische Ausbrüche wie einen reinigenden »Ausnahmezustand«, in den sie geraten, weil sie bestimmte Dinge nicht aushalten können und das seelische Abwehrsystem zusammenbricht.

Für mich ist es ein Leben in der ständig angstvollen Zerreißprobe. Die Unsicherheit und Angst sitzt mir täglich im Genick, pausenlos denke ich: Wird wieder etwas passieren und was? Voller Freude registriere ich jeden Monat, der ohne Zwischenfall vergeht. Auf der anderen Seite beobachte ich jede Äußerung und jeden Schritt von Thomas übergenau. Ich kann nicht mehr unbeschwert abschalten.

Eines Tages bestätigen sich meine unterschwelligen Ängste: Thomas schläft wieder schlecht, er wird immer nervöser und ängstlicher und dann fällt er in einen ganz anderen Zustand. Fallen ist das richtige Wort, weil er zutiefst depressiv, fast unbeweglich wird ... Er kann nicht mehr denken, mitten im Satz bricht er ab. Er formuliert schwerfällig und döst traurig vor sich hin. Eine Woche vergeht, dann steigert sich alles in eine übergroße Unruhe. Thomas möchte sich in eine feste Einrichtung zurückziehen ... Sein Arzt rät ihm zu einem zehntägigen Aufenthalt in einem alternativen »Übergangshaus«. Das ist keine Nervenklinik im eigentlichen Sinne, die Psychiater dort behandeln zwar auch mit Neuroleptika, aber sie dosieren weniger. Die Atmosphäre in dem wie ein normales Wohnhaus wirkenden Gebäude ist privater.

Sozialpädagogen und Psychiater arbeiten dort eng zusammen, der Patient fühlt sich geborgen und aufgehoben. Er hat hier einen Schutzraum. Der Tageslauf ist strukturiert, nichts ist verriegelt, es gibt keine Kameras. Die Patienten können nach Absprache für eine ausgemachte Zeit das Haus verlassen, spazieren gehen oder ein Café besuchen. Der Kontakt zur Außenwelt ist nicht abgeschnitten ... Thomas bekommt sogar ein eigenes Zimmer. Er will sich zurückziehen, alleine sein. Diesmal möchte er auch nicht täglich von mir besucht werden.

Ich habe nun Zeit, mich auch mal mit meinen Ängsten zu beschäftigen. Mir wird klar, wie sehr ich während dieser Phasen draußen stehe. Ich kann ihm nicht so helfen, wie ich es gerne möchte. Während dieser schmerzvollen Zeit lerne ich, dass es überhaupt keinen Sinn hat, angstvoll an ihm »dranzukleben«. Er hat diese Krankheit, die ich akzeptieren und mit der ich leben muss. Aber es gibt trotzdem einen notwendigen Abstand, los-lassen ist genauso wichtig, wie da zu sein. Manchmal ist es nicht leicht, die Balance zu finden. Meine unterschwellige, das ganze Jahr vorhandene Angst, dass ein weiterer Ausbruch kommen könnte, hat sich bestätigt ... An dieser Stelle wird mir noch klarer, dass wir auf einem »Pulverfass« leben.

Thomas' Zustand ist wieder ganz anders. Er ist in einer anderen, etwas älteren »Kinderphase« seiner Entwicklung angekommen. Ich kann das akzeptieren und geduldig auf diese Phase eingehen, für ihn da sein. Mir fallen viele Geschichten ein, die er mir von dieser Entwicklungszeit erzählt hat. Ich höre mir an, was er erzählt, was ihn bewegt. Mein ganzes Leben kreist um Thomas und seine Krankheit ... Innerlich. Äußerlich habe ich Existenzängste und es gibt Tage, an denen ich ziemlich verzweifelt bin.

Nach zehn Tagen muss es Thomas deutlich besser gehen, sonst muss er doch in eine Nervenklinik. Diese alternativen Häuser nehmen nur in akuten Krisen kurzfristig auf. Zustände, die sich in zehn Tagen nicht stabilisieren lassen, gehen über die dortige Behandlungskapazität hinaus. Thomas steht zwar unter Medikamenten, aber da sie leichter dosiert sind, fühlt er sich wohler und ist nicht vollkommen weggetreten. Am fünften Tag ist Thomas wieder voll ansprechbar. Er wird aktiver und löst sich aus der tiefen Depression mit psychotischen Inhalten. Er freut sich, wenn er mich sieht, wir gehen spazieren oder besuchen ein Café. Aber er möchte die restlichen fünf Tage noch in dem Haus bleiben. Die homöopathische Behandlung ist in diesem Zeitraum vollkommen unterbrochen. Ich berichte dem homoöpathischen Arzt am Telefon, dass Thomas bestimmt, wie lange er die chemischen Mittel nehmen will.

Inzwischen habe auch ich einige homöopathische Substanzen gegen meine Wiederholungsangst vor psychotischen Krisen genommen. Noch mehr Angst habe ich allerdings davor, dass ich meine Kraft verliere. Ich akzeptiere beide Ängste und baue sie in unser Leben mit ein.

Nach zehn Tagen hole ich Thomas aus der Klinik ab, er ist wieder so weit stabilisiert, dass die mildere Form der Depression zu Hause behandelt werden kann. Thomas schläft viel und steht spät auf. Wieder ist schon die kleinste Handlung eine anstrengende, erschöpfende Sache. Schon zu duschen und zu frühstücken strengt ihn an. Alles geht ganz langsam. Zu telefonieren ist eine große Aufgabe für ihn, der ganze Tag gestaltet sich zäh. Langsam, ganz langsam beginnt er wieder teilzunehmen, ist er wieder ansprechbar. Der Verlauf ist ähnlich wie bei der letzten Psychose. Diesmal steckt er länger in einer regredierenden, kindlichen Phase. Mein Eindruck verfestigt sich, dass er in diesen langen, zähen sechs Wochen der Depression die nächste Entwicklungsstufe durchlebt. Beim ersten Ausbruch war er in die Verfassung und Gefühlswelt eines Vier- bis Sechsjährigen gefallen, jetzt ist er ungefähr bei zwölf, dreizehn Jahren angelangt. Das belegen die Ereignisse aus dieser Zeit, über die er viel spricht und die ihn sehr beschäftigen.

Zwischen uns beiden hat sich ein automatisches Zusammenspiel entwickelt. Es ist für mich vollkommen selbstverständlich und normal geworden, sehr geduldig auf ihn einzugehen. Vor allen Dingen darf ich nichts von ihm fordern. Ich versuche ihn aufzubauen, wo immer ich es kann, ihn zu bestätigen und zu stärken, wo es geht. Und ich lasse ihm Zeit. Er bestimmt den Rhythmus.

Mich stärkt und unterstützt weiterhin meine Freundin. Ich kann mit ihr über alles reden, mich ausweinen, hadern und auftanken. Das ist wundervoll, aber natürlich liegen dazwischen viele dunkle Löcher, in denen ich mir viele endlos-zermürbende Fragen stelle. Sie drehen sich immer wieder um die Schlüsselfrage: Warum und wie konnte diese Krankheit entstehen? Was kann die Ursache sein? Doch so sehr ich mein Hirn auch zermartere, ich finde keine Antwort. Ich lese viele Bücher, psychiatrische Fachbücher und Fallgeschichten psychotischer Menschen, die ihre Zustände und Geschichten schildern und wie ihr Leben weiterging. Wirklich ermutigend sind die wenigsten. Die meisten erzählen von immer wieder auftretenden »Schüben«. Diese Lebensgeschichten deprimieren mich.

Ab und zu denke ich daran, in eine Selbsthilfegruppe zu gehen, aber dann scheue ich die vielen anderen Geschichten. Ich merke, dass ich meine ganze Kraft für unsere Situation brauche. Ich muss vorsichtig mit mir und meinen Möglichkeiten umgehen. Wie wird alles weitergehen? Thomas ist nicht mehr arbeitsfähig. Sein Arbeitskollege ist inzwischen eingeweiht. Er möchte Thomas' Arbeitsplatz weiterhin für ihn freihalten, aber noch ist nicht im Traum daran zu denken, dass er wieder voll arbeitsfähig ist. Im letzten Jahr konnte er ab und zu einige Sachen zu Hause bearbeiten, aber das waren leichte Tätigkeiten, die mit seiner früheren Beschäftigung nichts zu tun hatten.

Einige Familienmitglieder wissen nun auch Bescheid. Über einen so großen Zeitraum ist das nicht zu verheimlichen, und ich sehe es auch nicht mehr ein, dass ich alles alleine trage. Mir wird immer bewusster, dass die große Tabuisierung um psychische Krankheiten aufgebrochen werden muss. Ich finde das heute wichtiger denn je. Sonst driftet das Leben in ein ungesundes Ghetto ab. Es gibt so viele »ähnliche Fälle«, so viele Menschen, die psychisch krank sind. Der eine mehr, der andere weniger. Nur spricht keiner darüber ... Wir leben in einer Gesellschaft, die alles, was nicht in die so genannte Norm von Gesundheit und Leistungsfähigkeit passt, totschweigt. Das ist gefährlich. Denn alles, was verdrängt wird, sucht sich einen explosiven, anderen Weg. Viele Menschen richten diese »Explosion« gegen sich, »implodieren« sozusagen und werden krank.

Dass ich alleine für unseren Lebensunterhalt zuständig bin, belastet mich auch deshalb, weil ich gar nicht so viel verdienen kann wie Thomas. Unser Lebensstandard verschlechtert sich. Zum Glück ist eine wohlhabende Tante auf meiner Seite, die meint, dass wir etwas von dem Geld, welches sie mir mal vererben will, in dieser Situation brauchen können. Darüber bin ich sehr glücklich. Wer weiß, wie viele Rückfälle und Episoden Thomas noch erleben muss, bis seine Selbstheilungskräfte so stark sind, dass er diese Zustände nicht mehr braucht.

Der Arzt erklärt mir, dass auch der homöopathische Weg lange dauern kann. Jeder, Behandler und Patient träumt natürlich von der schnellwirkenden und durchschlagenden Substanz. Aber in den allermeisten Fällen braucht auch die Homöopathie mehrere Anläufe. Es ist eine komplexe Zusammenarbeit. Der Arzt beobachtet genau, wie sich die Reaktionslage und die Symptome verändern und was alles neu an Träumen, Wahrnehmungen, Bildern auftaucht. Daran sieht der homöopathische Psychiater, ob der eingeschlagene Weg der richtige ist. Manchmal fehlt noch ein entscheidender Hinweis, der zum entsprechenden Mittel führt.

Ich stelle immer wieder sehr ungeduldige Fragen und erwarte das schnelle, sofortige Wunder durch die Kügelchen ... Das kann so natürlich nicht funktionieren. Immer wieder muss ich mir ins Gedächtnis rufen, was schon alles an Fortschritten und guten Veränderungen passiert ist. Ich darf die Schwere der Krankheit und das Bild, mit der man sie umschreiben kann, nicht vergessen. Das Ich ist zerbrochen, die vielen Stückchen können nicht einfach »geklebt« werden, sie müssen langsam wieder zusammenwachsen. Aus eigener Kraft heilen. Zur Unterstützung bekommt Thomas wieder eine Gabe eines homöopathischen Mittels.

Thomas steckt sechs lange Wochen in diesem depressiven Zustand. Es gibt bessere Tage und schlechtere, die Stimmungen schwanken, aber jede Woche, die vergeht, lässt einen Teil der Schwere abfallen, er taucht immer mehr auf und wird klarer. Thomas nimmt wieder an allem teil, es macht ihm Spaß, zu lesen, er löst Kreuzworträtsel, und manchmal versucht er auch wieder Texte zu überarbeiten. Stückchenweise baut sich alles auf. Tag für Tag kämpft sich Thomas durch den depressiven Tunnel. Er leistet seelische Schwerarbeit.

Eines Tages ist Thomas wieder der Alte. Es ist verblüffend, plötzlich wirkt er so, als wäre nie etwas gewesen. Er kann halbtags wieder arbeiten. Alles ist fast wie früher. Wir erleben fünf unbeschwerte Monate, in denen Thomas auch nicht an seine Krankheit erinnert werden möchte, er schiebt alle Fragen weg. Wir können beide etwas regenerieren.

Aber die Ruhe trügt – leider. Ganz langsam schleicht sich wieder eine Form der Übernervosität ein, Thomas schläft wieder schlechter. Ich möchte nicht »überreagieren« und schiebe so manches Anzeichen weg. Ein Fehler. Es muss ja nicht immer gleich das Schlimmste bedeuten, denke ich und versuche, zur Normalität überzugehen, denn inzwischen habe ich auch gelernt, nicht bei jeder Kleinigkeit besorgt zu reagieren. Im

Nachhinein denke ich, dass die Balance zwischen der richtigen Aufmerksamkeit und einer falschen Überbesorgnis noch nicht stimmte, denn weder Thomas noch ich bemerkten rechtzeitig die wichtigen Symptome, die zeigten, dass sich ganz langsam wieder etwas anbahnte ...

Thomas' Stimmungen und Verhaltensweisen verändern sich. Er ist anders als gewohnt. Er redet ununterbrochen, in überschwänglichem hektischen Tonfall. Kaum einer kann ihn stoppen. Stundenlang diskutiert er über alle Themen der Welt in euphorisch-empathischer Weise. Freunde, die kommen, hängen erschöpft in den Seilen, wenn sie sich mit Thomas unterhalten haben. Er entwickelt eine unglaubliche Energie, schläft immer weniger und schreibt und malt ununterbrochen. Im Nachhinein ist klar, wir haben die Frühwarnzeichen deshalb übersehen, weil die Anzeichen dieser Krankheit auch oft im immer anderen Kleid, in einer anderen »Verpackung« erscheinen.

Eines Morgens ist Thomas verschwunden. Ich wache auf, das Bett ist leer. Auf dem Küchentisch liegt ein Zettel. Auf dem steht mit großer, sehr überzogener Schrift: »Ich brauche zwei, drei Tage für mich, nur für mich. Ich will einfach mal abschalten und neue Eindrücke zu sammeln. Ich werde nach London fliegen. Mach dir keine Sorgen, mir geht es gut. Wirklich. Am Wochenende bin ich wieder da. Kuss. Thomas.«

In mir steigt panikartige Angst auf. Was hat das nun zu bedeuten? Wieso habe ich so fest geschlafen, dass ich nichts mitbekommen habe? Ich bin ratlos, verwirrt. Der Arzt versucht mich zu beruhigen. Ich schildere, in welcher Verfassung Thomas die letzten Tage war. Natürlich kann er nicht sagen, ob etwas »hochkocht« oder nicht. Er hofft, dass Thomas schon genügend Selbstheilungskräfte entwickeln konnte und sich der Zustand wieder herunterregelt. Keiner kann wissen, was passieren wird. Ich versuche mich zu beruhigen, spreche mit

Freunden. Alle meinen, dass er vielleicht ausprobieren will, wie es ihm in einer fremden Umgebung geht und dass das ja nicht unbedingt immer das Schlimmste bedeuten muss.

Am Abend läutet das Telefon. Ein euphorischer Thomas redet in einem unendlich schnellen Redeschwall auf mich ein. Ich soll mir wirklich keine Sorgen machen. Er habe alles im Griff ...»Bitte komm nach Hause«, rufe ich noch in den Hörer. Aber er hat schon aufgelegt.

In dieser Nacht liege ich wach. Was soll ich tun? In Ruhe und Gelassenheit das Wochenende abwarten? Wie soll ich das schaffen? Zwei quälende Tage harre ich aus. Ich kann meine damaligen Gefühle heute nicht mehr beschreiben. Ich warte wie ein Stein. Apathisch, mit den Nerven fertig. Meine Freundin ist zu mir gezogen. Gott sei Dank. Ich möchte nicht überreagieren, gerade habe ich doch gelernt, mich, auch wenn es schwer fällt, etwas abzukoppeln. Das Wochenende kommt. Wie ein paralysiertes Kaninchen sitze ich da und warte auf jede Telefonklingel, jedes Geräusch im Haus gibt Anlass zur Hoffnung. Aber es passiert nichts.

Am nächsten Morgen gehe ich zum Flughafen und buche den nächstmöglichen Flug nach London. Ich habe lange genug gewartet. Meine Freundin möchte mitkommen, aber ich weiß, dass ich diese Reise alleine machen muss. Natürlich ist es illusionär, in so einer großen Stadt zufällig jemanden zu finden. Aber vielleicht gibt es den vielbesungenen wundersamen Zufall doch ... In solch einer Situation hofft man nur noch. Zum Glück wohnt eine ehemalige Arbeitskollegin in London, die mich bei sich aufnimmt. So bleibt mir wenigstens die trostlose Anonymität eines Hotelzimmers erspart. Und ich kann mit jemandem reden. Ich rufe alle Kliniken Londons an, hänge stundenlang am Telefon. Ich habe keine Zeit, noch mehr Angst zu entwickeln. Am Spätnachmittag gehe ich zur Polizei. Die Bekannte begleitet mich.

Ich möchte eine Suchmeldung aufgeben ... Zum ersten Mal steigt die blanke, nackte Angst in mir hoch. Werde ich Thomas jemals wieder sehen? Die Polizisten machen mir nicht sehr viel Hoffnung. Sie suchen in einer so riesigen, unübersichtlichen Stadt nicht nach Vermissten. Das können sie gar nicht. Thomas müsste schon irgendwie auffallen und dann gemeldet werden. Leider und erstaunlicherweise sind sie auch nicht mit den Kliniken vernetzt. Der Datenschutz verbietet das. Ich habe in allen möglichen Kliniken Londons die Telefonnummer der Bekannten hinterlassen ...

Nach zwei weiteren entsetzlichen Tagen des Wartens entschließe ich mich, nach Hause zu fahren. Meine Freundin ist dort geblieben, um mich benachrichtigen zu können, falls Thomas zu Hause wieder auftaucht oder sich meldet. Aber auch das ist nicht geschehen. Ich halte die Ungewissheit in dieser Stadt nicht mehr aus. Keine Ahnung, wie ich den Rückflug geschafft habe. Alle meine Gefühle liegen unter Eis. Ich lebe wie in einem Trancezustand. Fünf Tage habe ich Thomas jetzt nicht gesehen und ich weiß nichts von ihm. Die schlimmsten Gedanken schließe ich kategorisch aus. Er wird wiederkommen. Ich klammere mich daran.

Und tatsächlich, am nächsten Morgen höre ich, wie jemand den Schlüssel im Schloss herumdreht. Zuerst denke ich, dass es meine Freundin ist, die einkaufen war. Aber es ist Thomas. Er sieht zehn Jahre älter aus, abgerissen und ungepflegt. Seine Haare sind fettig, er hat einen Fünftagebart. Mit langsamen, müden Bewegungen kommt er auf mich zu und umarmt mich. Er sagt: »Es war so viel, ich war Jahre, viele Jahre weg.« Dann legt er sich aufs Bett und schläft augenblicklich ein. Er schläft 24 Stunden durch.

Thomas hat seinen zweiten psychotischen Schub vollkommen alleine durchlebt, ohne Arzt und ohne Medikamente. Er ist durch die Hölle verschiedener Zustände gegangen und wieder herausgekommen. Wie ein Chlochard schlief er in Abbruchhäusern und Kellern, und er wurde auch als solcher behandelt und von den anderen Obdachlosen aufgenommen. Sie teilten ihr Essen mit ihm. Ein faszinierendes System. Außerdem hatte Thomas ein paar Schecks bei sich. Zwei wurden ihm geklaut Aber sein Rückflugticket hat er zum Glück nicht verloren. Dieser Trip war lebensgefährlich. Es grenzt an ein Wunder, dass er da unbeschadet wieder herausgekommen ist.

»Ich habe mindestens zehn Schutzengel gehabt«, sind seine ersten Worte, als er nach diesem Tag- und Nachtschlaf wieder aufwacht. Minutiös kann er mir alles erzählen, sich Detail für Detail an alles erinnern. Langsam setzt er Stück für Stück zusammen. Wieder war er in einer anderen Entwicklungsstufe angelangt. Diesmal war es ein Ausflug in die Pubertät. Deshalb lief er auch wie ein fünfzehn-, sechzehnjähriger Junge weg. Alle geschilderten Erlebnisse haben auch mit seiner Pubertät zu tun. Diesmal kann Thomas viele wichtige Parallelen ziehen.

Am nächsten Tag geht Thomas zu seinem Arzt. Er erklärt ihm, dass dieser Schub vielleicht auch deshalb so positiv ausgehen konnte, weil schon einige Selbstheilungskräfte aufgerüttelt waren. Und er meint auch, dass es bei aller Dramatik doch auch eine besondere Kraftqualität hat, ohne die geringsten Mittel eine psychotische Krise bewältigen zu können. Dann gibt der Arzt ihm wieder eine homöopathische Gabe. Und ich kann wieder einmal zusehen, wie Thomas »auftaucht«. Er wirkt befreit und klar, so, als hätte er eine schwere Last »abwerfen« müssen. Nach einiger Zeit geht es ihm richtig gut. Er kann sogar ein sehr anstrengendes berufliches Projekt mit seinem Kompagnon durchziehen und verdient wieder. Das positive berufliche Erlebnis gibt ihm weitere Kraft.

Thomas konnte sich langsam immer weiter aufbauen, sich

fühlen, erleben und sich allmählich aus dem Kokon von Psychosen und Depressionen befreien. Die gesunden Anteile übernehmen immer länger die Oberhand. Ein ganzes Jahr geht es ihm ohne große Schwankungen gut. Voraussetzung ist, dass er sich nicht zu viel zumutet, genügend schläft, sich wahrnimmt und beobachtet.

Zwei Jahre später

Thomas wird wieder unruhig, er schläft schlecht und seine Stimmung ist depressiv. Diesmal geht er sofort zum Arzt, der ihm einige Kügelchen gibt, die er einnehmen soll, wenn er es für richtig hält.

Thomas schlittert in eine leichte Depression, aber es ist nicht mehr dramatisch. Wir kennen die Symptome und können damit gut umgehen Eine Weile trägt Thomas die Kügelchen in seiner Tasche herum, dann nimmt er sie. Es ist eine Vollmondnacht, einige Tage vor Weihnachten. Ich weiß nicht, ob das die immense Wirkung beeinflusst hat, jedenfalls erlebt Thomas diesmal eine unglaublich starke Reaktion. Er wird im wahrsten Sinne des Wortes »durchgeschüttelt« und windet sich in Weinkrämpfen. Er ist verzweifelt, dann wieder ganz klar. Verschüttete schmerzhafte Erinnerungen können an die Oberfläche kommen. Körper, Geist und Psyche haben den richtigen Zeitpunkt gefunden, wann er die Inhalte aushalten und darüber reden kann. Vielleicht kann man es auch so umschreiben: Körper und Seele können die qualenden und belastenden Erinnerungen jetzt freigeben.

Einige Wochen befindet sich Thomas in einem sehr wechselhaften Zustand, mal ist er tieftraurig, dann wieder ruhig und klar. Wir trauern gemeinsam. Endlich ist das »Gespenst aus der Flasche« gekrochen, in der es so viele Jahre schlafend lag. Während der Psychosen flog der Korken von der »Seelenflasche«. Der schäumende Inhalt lief ein Stück aus ... Die schmerzhaften Ereignisse in seinem Leben, die er fest verschließen und verdrängen musste, haben bei seiner Disposition zur Psychose geführt. Jetzt liegen die Inhalte klar vor ihm. Um sie zu verarbeiten, hat Thomas eine Gesprächstherapie bei einem psychoseerfahrenen Psychotherapeuten begonnen.

Es liegt weiterhin noch sehr viel Arbeit vor ihm, aber er ist auf dem Weg zur Heilung schon so viele deutliche Schritte weitergekommen. Inzwischen hat es seit drei Jahren keinen psychotischen Schub mehr gegeben. Eine kleinere Irritation vor einigen Monaten konnte er sofort »abfangen«. Thomas hatte Angstsymptome und ging augenblicklich zum Arzt. Diesmal konnte man fast zusehen, wie die Kügelchen wirkten. Er ging ängstlich und verwirrt hin und kam vollkommen klar und verändert zurück. Mein Vertrauen in die Kraft der homöopathischen Potenzen ist trotz der »Berg- und Talfahrten« ungebrochen, vor allen Dingen, weil es bei aller Anstrengung, die solch ein Weg bedeutet, nach einiger Zeit deutlich aufwärts geht. Natürlich spielt auch die Gesprächstherapie eine wichtige, unterstützende Rolle. Ich habe die große Hoffnung für Thomas, dass es dabei bleibt und er keine weiteren psychotischen Erlebnisse mehr braucht.

Thomas erzählt

Es war wie in einem Film. Alles, was passierte, war wie extra für mich gemacht, gespielt, so ähnlich wie am Geburtstag, andere bereiten etwas vor, man wird ausgesperrt und irgendwann wird man reingerufen und dann erfährt man die Auflösung. Aber diese Auflösung gab es während der Psychose nie.

Dieser Film war nicht so schön wie eine Geburtstagsüberraschung. Alle Menschen, die um mich herum waren, das waren die Darsteller des Films. Aber sie hatten andere Funktionen als in Wirklichkeit, sie waren bei der Mafia oder Polizisten in Zivil, ich fühlte mich auch von verschiedenen Institutionen verfolgt ..., alles erschien mir komisch und unglaubhaft. Der Schaffner sagte mir, dass kein Zug mehr zu dem Ort fahren würde, zu dem ich wollte ... Ich musste eine ganz andere Strecke fahren und glaubte, das macht er extra. Alles, was passierte, habe ich gegen mich gerichtet gefühlt. Weil ich nicht schlafen konnte, habe ich die ganze Nacht ferngesehen und alles im Fernsehen beobachtet. Ich dachte auch, jemand hört mein Telefon ab.

Ich fühlte mich auch selber innerhalb der Technik wie regelrecht hineingezogen, ich dachte zum Beispiel, ich würde mich mit meinem Freund innerhalb eines Computerspiels bewegen ... Die Funktionen der Technik erschienen übermächtig für mich. Jemand hatte mir mal erzählt, dass man durch Bewegungen in einem Raum Töne, die Musik steuern kann. Ich befand mich in einem Spiel und konnte durch kleine Bewegungen alles steuern. Irgendwann bedrohten mich die Geräte, ich habe alles ausgesteckt und dachte, dadurch kann ich verhindern, dass ich beobachtet werde. Ich wollte so gerne schlafen und konnte nicht.

Dann bin ich durch die Stadt gelaufen und das war dann ziemlich schlimm, weil ich alles verzerrt und als bedrohlich wahrnahm. Es kam mir vor wie eine Schnitzeljagd, jeder, der mir begegnete, war gegen mich und wollte mich mitnehmen ... Ich musste ausweichen und immer fortlaufen, aber ohne zu laufen, damit niemand merkt, dass ich ihn erkannt hatte. Ich fühlte mich wie ein Gejagter in einem Film.

Nach einer weiteren schlaflosen Nacht steigerten sich die Ängste bis zu einem anderen bedrohlichen Gefühl, es war wie eine Todesangst. Auch in der Klinik waren alle gegen mich, der Film ging ja noch weiter. Das Schlimmste waren für mich die Kameras. Eine starrte mich von der Wand an und ich fühlte mich in meiner Angst bestätigt, dass mich jemand abholen und rundherum kontrollieren will. Außerdem gab es Menschen in dieser Klinik, die ich kannte. Ich dachte, also bitte, das Komplott gegen mich läuft perfekt. Die ganze Klinik erschien mir wie eine riesige aufgebaute Kulisse – extra für mich inszeniert. Gegenstände verformten sich, wurden länger, kürzer oder verschwanden ganz. Dort, wo gerade ein Fenster war, war dann plötzlich keines mehr. Es war der reinste Horror.

Die Ärzte gaben mir dann diese starken Medikamente, keiner sprach mit mir, sagte mir, was ich habe. Keiner fragte mich, was passiert war, niemand wollte wirklich etwas von mir wissen. Ich bekam einfach diese Medikamente und fertig. Ich fühlte mich wie gelähmt. Auch die heftigen, quälenden Nebenwirkungen wurden nicht beachtet. Dass mein Hals immer zur Seite rückte, war entsetzlich für mich. Ich fühlte mich wie fremdbestimmt. Es war furchtbar. Da gab es dann noch ein paar andere Mittel drauf. Ich wollte gerne erzählen, was in mir vorgeht, aber das hat niemanden interessiert. Das ist auch in der Erinnerung ziemlich schlimm. Man wird einfach abgefertigt und Schluss.

Der Film ging weiter und ich dachte, auch das ganze Klinikpersonal, vom Arzt bis zum Pfleger, spielt perfekt mit ... Ich fühlte mich eingesperrt, war es ja auch, das Zimmer hatte ja keine Klinken, und irgendwann habe ich auch kapiert, dass mir Freunde von außen nicht mehr helfen konnten. Obwohl es auch Menschen gab, denen ich traute, es gab gute Menschen und böse. Aber ich dachte, keiner kann mir wirklich helfen. Der Film hatte sich verselbständigt, ich war da drin und konnte auch nichts steuern. Ich hatte nur die Hoffnung, dass er irgendwann aufhört. Ich lebte da drin.

Erst als ich wieder zu Hause war, die Medikamente abgesetzt hatte, öffnete sich der Schleier langsam und ich kam aus diesem Nebel und diesem Film heraus. Ich ging zu einem homöopathischen Arzt und bekam von ihm eine höhere Potenz. Zu ihm hatte ich Vertrauen und fühlte ich mich endlich auch wahr- und ernst genommen. Er interessierte sich für alles, was passiert war, und ich konnte ausführlich mit ihm reden.

Nach ein paar weiteren Tagen hatte ich plötzlich das Gefühl, jetzt ist es wirklich vorbei. Aber ich weiß nicht, wie es zu diesem Zustand kam und was dazu geführt hat, dass er wieder aufhören konnte. Es ist ein merkwürdiges Gefühl, das nicht nachvollziehen zu können. Aber ich hoffe, dass ich das in meiner Therapie, die ich jetzt begonnen habe, herausfinden werde.

Jedenfalls habe ich einen großen Respekt vor der Kraft der »Kügelchen«. In den inzwischen fünf Jahren meiner Behandlung gab es die verschiedensten Reaktionen. Manchmal habe ich nach Einnahme der Kügelchen auch überhaupt nichts bemerkt. Aber von zwei besonderen Reaktionen möchte ich noch erzählen. Nach der langen Depressionszeit hing ich in irgendeiner »Zwischenphase« und bekam von dem Arzt eine Dosis, die ich dann einnehmen sollte, wenn ich es für richtig hielt. Ich weiß nicht, warum, aber ich suchte mir dafür eine Vollmondnacht aus, keine Ahnung, ob das die Wirkung verstärkt hatte, aber nach dieser Einnahme wurde ich im wahrsten Sinne des Wortes durchgeschüttelt und das war auch sehr, sehr schmerzhaft und unangenehm. Nach jedem Weinkrampf und jeder verzweifelten tiefen Talsohle kamen immer mehr Erinnerungen, Bilder und Lebenszusammenhänge an die Oberfläche, die mich noch mehr beutelten und unglücklich machten.

Aber heute weiß ich, dass das eine ganz wichtige Phase der Behandlung war. Mein Körper, meine Seele, mein Ich waren bereit, an dieser Stelle Inhalte, eingefrorene Erinnerungen preiszugeben, die mich so gequält hatten. Damit war wieder ein großer Heilungsschritt in Bewegung gesetzt worden. Auch heute – aus sicherer Instanz – habe ich nicht vergessen, wie massiv und schmerzhaft das war. Für mich war es notwendig, um weiter zu kommen und gesund zu werden.

Und dann gab es noch eine andere unglaubliche, direkt nachvollziehbare Wirkung der Homöopathie. Das liegt noch gar nicht so sehr lange zurück, ungefähr ein Jahr. Da hatte ich einen kleinen »Kurzanflug« eines bedrohlichen Zustands. Aber ich konnte ihn lenken, er brach nicht über mich herein und alles spielte sich in wenigen Tagen ab: Als ich damals zu meinem Arzt ging, erlebte ich den sofortigen heilenden Durchbruch. Noch auf dem Stuhl in der Praxis konnte ich spüren, wie ich wieder vollkommen klar wurde, die Ängste wie mit einem Schlag weg waren, und ich ging mit klarem Kopf nach Hause.

Würdigung einer Krankheit und abschließende Gedanken

Wenn dieses Buch erscheint, sind mehr als fünf Jahre vergangen, seit die Krankheit bei Thomas ausgebrochen ist. In dieser langen Zeit konnte sich sein Ich langsam wieder aufbauen, Stück für Stück gewann er wieder Halt und Kraft. Vieles konnte vieles heilen. Das innere, seelische Geschehen arbeitet nach eigenen Gesetzen und Mustern. Die homöopathische Behandlung konnte Thomas helfen, seine Selbstheilungskräfte zu aktivieren.

Die Gesprächstherapie hilft ihm, belastende Dinge aufzuarbeiten und gibt ihm strukturierenden Halt. Er hat ein gutes, soziales Netz um sich, das ihm Sicherheit und ein Gefühl von Angenommen und Aufgehobensein gibt. Thomas hat un-

glaublich viel geleistet. Mit derartigen Zuständen und zer-
brochenen Formen des Ichs umzugehen, ist anstrengende, psychische Arbeit. Als Angehörige konnte ich jeden Tag spüren
und sehen, wie tief seine Verletzung lag und wie verzweifelt er
lernen musste, mit ihr zu leben. Ich konnte Schritt für Schritt
verfolgen, was alles passieren musste, damit die »wunden Stellen« langsam heilen konnten. An dieser Stelle des Buches
habe ich das große Bedürfnis, diese enorme Leistung und
Kraftanstrengung als Angehörige zu würdigen. Es ist schwer,
das alles in Worte zu fassen.

Das menschliche Ich hat so viele Facetten, von denen
man nichts weiß. Vielleicht kann man die Seele mit einer
zwiebelähnlichen, aber viel dünneren Haut vergleichen; in
den vielen, eng aneinander liegenden Häuten verbergen sich
sehr viele verschiedene emotionale Erlebnisse und Gefühle.
Ganz langsam kann im Laufe der Zeit eine neue Haut nach-
wachsen und das Alte, Belastende, Krankmachende abschup-
pen. Verletzte, beschädigte Teile des Ichs können heilen. Für
diese Regeneration ist es manchmal notwendig, dass »krank
machendes Seelenmaterial« wie ein Flaschengeist empor-
schnellt – für manche Menschen eben in Form von Psychosen. Dann werden die Häute der »inneren Zwiebel« gewaltig
durcheinander gewirbelt und der Gehirnstoffwechsel verändert sich. Der betroffene Mensch verhält sich anders, fremd.
Seine Stimmungen schwanken.

Oft kommen angstvolle Bilder, Halluzinationen dazu. Bei
genauem Hinsehen haben diese Bilder immer etwas mit dem
Betreffenden zu tun. Sie geben wertvolle Hinweise und führen
oft auf eine konkrete Spur. Es ist wichtig, diese kranken Inhalte genau anzusehen und nicht nur abzudrängen.

Als Ehefrau stehe ich bei allem Einfühlungsvermögen, mit
aller Zuwendung und Liebe, die ich gebe, auch immer ein
Stück daneben und draußen. Es ist Thomas' Leben und seine

Geschichte, die er psychotisch verarbeiten musste. Das darf ich nicht vergessen. Mehr noch, ich muss es respektieren. Eine bestimmte Abgrenzung ist in all diesen Situationen genauso notwendig wie notwendige Nähe und Zuwendung.

Es ist nicht immer einfach, die richtige Balance zu finden und sich insbesondere nicht von allem auffressen zu lassen und den Boden unter den Füßen zu verlieren. Es ist eine gemeinsame Arbeit. Aber an dieser Stelle möchte ich auch denen danken, die für mich da waren und mir Kraft gaben. Traurig war – auch das soll nicht verschwiegen werden – zu sehen, wie manche Freunde von Thomas abrückten. Sie konnten mit der Situation, mit dieser Krankheit nicht umgehen und sie verstanden nicht, dass einfach nur Dasein eine immens große Hilfe für die Gesundung ist. Aber sie konnten es wohl selber nicht aushalten. Auch das muss akzeptiert werden.

Ich habe von Thomas' »kranken Anteilen« viel gelernt. Er hat mir in vielerlei Hinsicht die Augen geöffnet. Es ist eine bestimmte Dankbarkeit mit dabei, wenn ich die Zusammenhänge des Lebens betrachte und zu begreifen versuche. Auf jeden Fall ist der Mensch mit all seinen Verhaltensweisen und Gefühlszuständen nicht einfach in bestimmte etikettierte Schubladen zu stecken. Dazu ist alles viel zu komplex, kompliziert verwoben. Das geheimnisvolle Seelenleben des Menschen wird niemals von allen Wissenschaftlern der Welt erklärt, gemessen und erforscht werden können.

Noch ist nichts abgeschlossen, fertig, endgültig geheilt. Auch einfach deshalb, weil sich alles in einem ständig sich verändernden Fluss und einer Entwicklung befindet. Das betrifft uns alle, nicht nur Thomas. Es ist die Hoffnung, an die man glaubt, und keiner kann »endgültige« Prognosen stellen. Ich jedenfalls habe die Hoffnung, dass seine Selbstheilungskräfte immer stärker werden und er ganz gesund wird.

2. Lebensgeschichte

Welcher Sprengsatz sexueller Missbrauch für die Seele bedeutet, zeigt die folgende Lebensgeschichte, in der die Betroffene mit sehr viel Kraft und Mut gegen die in ihrer Psyche verankerten Folgen ankämpft. Die Patientin schafft es, mit Hilfe einer homöopathischen Behandlung und einer Gesprächstherapie die starken Stimmungsschwankungen aufzufangen und allmählich zu verändern.

Achterbahn der Gefühle
Susanne D., Buchhändlerin, 33 Jahre

Das Leben packt mich nur dann, wenn es mehr ausschlägt, entweder mehr nach oben oder nach unten. Die Mittelschiene gibt es nicht, oder ich will es mal so sagen, ich kann sie eventuell in einer gewissen Linie halten, aber im Großen und Ganzen bewege ich mich nur vorwärts, wenn es besonders nach oben oder nach unten geht. Auch während der Therapie habe ich oft das Gefühl, dass nichts weitergeht und ich stehen bleibe, dann denke ich, warum stehe ich jetzt an dem Punkt, warum geht nichts weiter ... dann kommt ein bestimmter Selbsthass dazu und die quälende Frage, warum muss ich denn jetzt unentwegt in der Vergangenheit herumkramen ... Dann versuche ich, mich krampfhaft auf heute zu konzentrieren und das mehr in den Vordergrund zu stellen. Ich rede mir gut zu: Komm jetzt, das ist alles vergessen, denk jetzt endlich zukunftsorientiert.

Das sind solche Tage, an denen ich mir einen richtigen Plan mache, ich setze mich mit Stift und Papier hin und schreibe auf, was ich erreichen will. Meistens stoße ich schon an dieser Stelle auf viele Punkte, die mir missfallen; ich bin sehr kritisch mit mir, an solchen Tagen geht mir alles zu langsam. Ich habe einfach keine Geduld! Nur mit anderen bin ich geduldig, aber was mich angeht, da bin ich überskeptisch und oft hasse ich mich richtig, wenn mir etwas nicht gelingt.

Ich befinde mich immer zwischen den Extremen. Mal ist das Stimmungsbarometer ganz oben, dann bin ich die lustige, wirbelige Betriebsnudel, und später rutscht es genau ins Gegenteil ab und dann bin ich total am Boden, alles sinkt in den Keller. Ich werde oft auch wütend gegen mich selbst, dann möchte ich mich am liebsten ohrfeigen oder mir die Haut aufritzen oder so etwas.

Aber diese Zeiten, in denen ich mich selber mit dem Messer verletzt habe, sind zum Glück vorbei. Ich fühle mich schon lange psychisch krank, oder besser gesagt, ich merke einfach, dass ich anders reagiere als die anderen. Ich dachte immer schon, ich funktioniere nicht normal.

Bei der Geburt meines Sohnes zum Beispiel hatte ich mit sehr gegensätzlichen Gefühlen zu kämpfen. Die Angst, so zu werden wie meine Mutter, saß mir voller Panik im Genick. Unsere Beziehung war und ist kaputt. Ich konnte meinem Sohn am Anfang gar keine Liebe geben. Die ganze Schwangerschaft über hatte ich Angst, schlecht zu sein, und immer wieder stellte ich mir die quälende Frage, wie willst du einem Kind gerecht werden? Und dann lag ich nach der Entbindung da und wartete auf Muttergefühle und war entsetzt, dass sie gar nicht da waren. Oft muss ich mich auch heute noch zwingen, zu funktionieren. Langsam lerne ich zu lieben, aber wenn ich ehrlich bin, ist dazwischen doch viel Programm, das ich einfach erfüllen muss.

Meine Mutter war nur brutal zu mir. Sie schlug mich wegen jeder Kleinigkeit, aber auch wegen nichts. Ich konnte es ihr nie recht machen. Niemals. So sehr ich mich auch bemühte. Wenn ihr etwas nicht passte oder sie sich selbst nicht ausstehen konnte, schmiss sie mit den Schuhen nach mir. Ich habe immer die Schuld bei mir gesucht und mit tausend Sachen versucht, ihre Liebe zu bekommen. Ich habe die Wohnung picobello aufgeräumt und ständig auf meinen jüngsten Bruder aufgepasst, um ihn habe ich mich so liebevoll gekümmert, wie ich es für mich gewünscht hätte. Meine beiden anderen Brüder musste ich auch vor ihr schützen. Aber was ich auch machte, alles war sinnlos. Ich durfte nie Kind sein. Nie habe ich von meiner Mutter positive Zuwendung bekommen, das war alles sehr hart. Dauernd lebte ich in der Angst vor Schlägen.

Mit fünfzehn Jahren lief einfach alles über. Ich machte mit Tabletten einen Selbstmordversuch und kam danach in ein Heim. Damals war mir klar, dass ich ein einsamer Outsider war, ich eckte überall an, war vollkommen in mich verkrochen, nie konnte ich meine Meinung sagen. Meine Mutter hatte es geschafft, mein Selbstwertgefühl in den Boden zu stampfen. Und mein Vater hat mich zwischen meinem fünften und zwölften Lebensjahr sexuell missbraucht ...

Jedes Kind meiner Mutter war von einem anderen Mann. Mein Vater holte mich immer ab – meine Eltern waren längst getrennt –, um mit mir angeln zu gehen oder andere schöne Sachen zu unternehmen. Ich freute mich eigentlich wahnsinnig auf diese Unternehmungen, weil sie mich kurz aus der häuslichen Hölle herausführten. Aber der »krönende Abschluss« dieser Ausflüge war dann, dass er mich sexuell missbrauchte. Meine Mutter wusste es. Das hat mir einer meiner Brüder später erzählt. Er erinnert sich an eine schreckliche Szene: Irgendwann wollte ich einmal nicht mit meinem Vater wegfahren, doch meine Mutter zwang mich dazu, sie stieß mich regelrecht in das Auto meines Vaters hinein. Sie hat mich ihm praktisch ausgeliefert. Mir selber fehlt dieses Erinnerungsstück noch.

Ich hatte keinen Erwachsenen, der mir half. Positive Erinnerungen habe ich nur an meine Großmutter und meine Tante. Vielleicht war das ein kleiner Ausgleich. Ich habe zumindest einmal für kurze Zeit kennen gelernt, dass Menschen auch anders miteinander umgehen können. Meine Großmutter war zwar auch sehr streng, aber sie war konsequent und ich würde sagen, sie hat mir etwas fürs Leben beigebracht. Genau das Gleiche gilt für meine Tante. Ich habe mir immer gewünscht, bei ihr aufwachsen zu können.

Die beiden wussten nicht, was zu Hause ablief, und das Schlimmste war, wenn sie mal zu Besuch kamen, spielte ihnen meine Mutter Theater vor. Vorübergehend spielte sie die nette Mutter, sie heuchelte eine freundliche Familiensituation. Sie zwang mich auch zu Falschaussagen. Wenn ich Beulen oder Schürfwunden von den Schlägen hatte, musste ich zum Beispiel sagen, ich bin die Treppe heruntergefallen. Sonst drohte sie mir: »Wehe, wenn du etwas sagst ...« Ständig musste ich mich verstellen und Geschichten erfinden, aber ich habe mich daran gewöhnt. Niemandem fiel auf, was wirklich bei uns ablief. Und niemand hat sich darum gekümmert. Mein Vater – weit weg – war überhaupt keine Hilfe.

Nach einem Selbstmordversuch kam ich in ein Heim, in dem ich viel nachdenken konnte. In mir reifte der Plan, meinen Vater anzuzeigen. Er sollte wegen all der Ungeheuerlich-

keiten, die er mir angetan hatte, nicht ungescholten davon-
kommen. Außerdem hat er außer mir noch weitere neun
Kinder im Verwandten- und Bekanntenkreis missbraucht. Als
ich das hörte, lief wirklich alles bei mir über. Und für all diese
Zerstörungen hat er nur zweieinhalb Jahre Knast bekommen.
Da soll mir mal jemand erklären, wie das mit »rechten Dingen« zugeht. Ich bin immer noch maßlos wütend auf den
ganzen Vorgang, der sich vor Gericht abspielte und auf die gesamte gesellschaftliche Situation. Es ist unfassbar, wie damit
umgegangen wird.

Der Richter sagte doch allen Ernstes zu mir: »Was wollen
Sie denn, Sie sind doch jetzt verheiratet und haben selbst ein
Kind ...«, so ungefähr nach dem Motto, kann doch alles nicht
so schlimm gewesen sein. Es ist nicht zu glauben, was und wie
alles in diesem Zusammenhang abläuft. Es wird nach Beweisen
gesucht, und auch wenn man die hat, bekommt jemand, der
jede Menge Seelen zerstört hat, nur zweieinhalb Jahre ...

Seelenzerstörung ist kein Delikt bei uns. Da muss man
schon jemanden umgebracht haben. Ich kann es wirklich nur
so krass sagen, denn diese ganze Rechtsprechung ist in dieser
Beziehung eine Katastrophe. Das ist alles ein Witz. Da heißt es
dann in den Beurteilungen, weil er ein unbescholtener Mann
war, der »nur« vergewaltigt oder missbraucht hat, der sich
nichts anderes zuschulden kommen ließ, bekommt er nur ...
soundsoviel lächerliche Jahre ... Und nach zehn, fünfzehn Jahren ist alles verjährt. Kein Wunder, dass so wenige Fälle von
sexuellem Missbrauch angezeigt werden. Wer hat schon die
Kraft und die Nerven, diese Prozesse durchzustehen.

Und oft dauert es erst mal Jahre oder Jahrzehnte, bis überhaupt alles ins Gedächtnis zurückkommt. Da wird mir dann
wirklich ganz schlecht. Wen interessiert eine ruinierte Kindheit, die ein Leben lang nachwirkt ... und die schlimmste
Schäden verursacht hat? Das interessiert keinen. Man hat

zu funktionieren, und wenn nicht, bekommst du den Stempel »psychisch krank« draufgeklebt. Vielleicht landest du in der Psychiatrie und wirst dort mit Psychopharmaka vollgepumpt.

Dass aber nichts wirklich in Vergessenheit gerät, erfuhr ich, als ich mit sechzehn meinen ersten Freund hatte. Bei jeder zärtlichen Geste von ihm kam ein schreckliches Bild in mir hoch. Als Kind musste ich alles ganz tief wegpacken. Und urplötzlich war alles wieder da. Es war entsetzlich. Wenn ich heute darüber nachdenke, wie ich mich als kleines Kind verhalten habe, fällt mir ein, dass ich manchmal richtig seltsam, böse und aggressiv war. Ich habe meinen Puppen die Arme ausgerissen und ich konnte mich nie freuen.

Ich habe meinen Vater jahrelang nicht mehr gesehen und ich will ihn auch nicht wiedersehen, das habe ich auch damals vor Gericht gesagt. Ich weiß, wo er wohnt. Und in den letzten fünf Jahren sind mir zweimal seltsame »Black-out-Irrfahrten« zu ihm passiert. Irgendwann stand ich urplötzlich vor dem Haus meines Vaters. Ich bin selber ins Auto gestiegen, aber ich weiß nicht mehr, wie ich dahin gekommen bin, da fehlt einfach ein Stück Erinnerung. Da ist ein totales Loch. Mir fehlt der Weg, einfach alles in dem Zusammenhang. Bis heute bin ich darüber vollkommen entsetzt. Ich möchte so gern alle Fäden ziehen und es nachvollziehen können. Als ich bei ihm mit dem Auto vor der Tür stand, bin ich dann »aufgewacht« und dachte, nichts wie weg hier. Nicht auszudenken, was passiert wäre, wenn er mich oder ich ihn gesehen hätte.

Ganz tief im Inneren liegen da auch sehr widersprüchliche Gefühle. Natürlich gab es auch einen Teil, den ich an meinem Vater mochte, er ging mit mir angeln, beschäftigte sich mit mir, war nett, all das, was ich bei meiner Mutter nie hatte … Aber vor dieser positiven Erinnerung steht der Ekel und der Schmerz über das, was er mir angetan hat. Er hat die Hilflosigkeit des Kindes, das ich damals war, schamlos ausgenutzt und benutzt.

Bis heute ist dies ein belastender Störfaktor in meinen Beziehungen. Immer muss ich mit der Angst leben, dass ich bei Zärtlichkeiten mit einem Mann wieder die Bilder mit meinem Vater erleben muss, dass es immer und immer wieder hochkommt. Das ist eine entsetzliche Belastung. Vielleicht liegt darin auch der Grund, warum ich kaum jemand an mich heranlasse und im Moment mit meinem Sohn alleine lebe.

Manchmal spüre ich auch eine unfassbare Wut darüber, dass es mir nicht gelingt, all das einfach wegzubeamen, sondern dass ich es annehmen und akzeptieren muss. Mehr noch, dass ich damit leben muss, dass alles so war. Das fällt mir sehr schwer. Und wenn ich Berichte sehe über andere Fälle, in denen geschildert wird, was andere, die missbraucht und vergewaltigt wurden, erleben oder wie mit ihnen umgegangen wird, dann steigt die Wut unermesslich.

Wenn ich einen Mann kennen lerne, geht es erst einmal alles ganz, ganz langsam und behutsam bei mir. Ich möchte mit demjenigen zuerst einmal einiges unternehmen und langsam checken, ob ich will, dass er eventuell näher an mich rankommen könnte. Zuerst muss eine wirklich gute Basis da sein, sonst geht gar nichts. Da sind unendlich viele Blockaden und Hemmungen, die ich erst überwinden muss. Und genau die möchte ich endlich mal wirklich loswerden, das ist mein größter Wunsch, der sich in eine riesengroße Ungeduld hineinsteigert. In den depressiven Talfahrten kommen immer wieder Selbstmordgedanken hoch. Inzwischen hat sich aber da zum Glück auch etwas verändert. Wenn solche Gedanken hochsteigen, denke ich positiv dagegen an, sage mir zum Beispiel: Um Himmels willen, was ist denn jetzt los, was soll das?

Und dann musste mir auch noch passieren, dass ich vergewaltigt wurde. Das passte gerade noch ... Zuerst versuchte ich, das Horrorerlebnis zu überspielen und wegzudrängen. Ich sagte den Termin bei meinem Therapeuten ab, so nach dem Motto: »Mir geht es gut, ich brauche die Stunde nicht.« Ja, von wegen, mir ging es hundsmiserabel. Ich war vollkommen überfordert, hatte gerade eine neue Stelle angefangen und musste rundherum nur funktionieren ... Es war alles entsetzlich. Als ich dann nach längerer Zeit endlich zur Polizei ging, hörte ich zwei Beamte abfällig über mich sprechen. Es fielen Sätze wie: »Die ist doch schon dreißig, und allein erziehende Mutter ...« so nach dem Motto, die soll sich doch nicht so anstellen, oder als ob ich mich mit diesem Horrorerlebnis in irgendeiner Weise aufspielen wollte. Ich musste auf der Stelle gehen, ich konnte diese Männer auf der Polizei, die sich so unmenschlich verhielten, nicht aushalten.

Als ich dann endlich wieder bei meinem Therapeuten war, brach ich total zusammen. Das war gerade noch das Tüpfelchen auf dem I gewesen. Ich hatte mich wie eine Verrückte in die Arbeit gestürzt und versucht, alles zu überspielen, nachts konnte ich nicht schlafen, alles drehte sich in meinem Kopf. Ich habe meinen Körper bis zum letzten Tropfen beansprucht, bis einfach nichts mehr ging. Natürlich war ich täglich immer weniger fit, alles Überspielen half nichts. Es ging einfach nicht.

Und dann war ich am Ende. Ich brach zusammen, hatte nur noch Selbstmordgedanken und in diesem Zustand bat ich meinen Therapeuten um eine Einweisung in eine Klinik. Ich ging in ein »psychiatrisches Schutzhaus«, so eine Übergangsstation, auf der man ein, zwei Wochen bleiben kann, um wieder zu sich zu finden. Dort wurde ich mit Psychopharmaka vollgepumpt, ich fühlte mich ganz entsetzlich, noch schrecklicher, einfach miserabel. Mir war sehr schnell klar, dass ich da so schnell wie möglich wieder raus musste. Keiner hat sich dort wirklich um mich gekümmert. Ich hatte die ganze Zeit wahnsinnige Angst, dass sie mich von dort in die Psychiatrie abschieben, wenn ich nicht das »richtige Bild« für die Ärzte abgebe. Ich ließ mich entlassen, weil ich merkte, dass das nicht der richtige Weg für mich ist. Natürlich wollte ich mir helfen lassen, aber nicht so …

Von Psychopharmaka halte ich gar nichts. Die Medikamente, die ich in der Klinik nehmen musste, habe ich als große Belastung empfunden, ich fühlte mich mit diesen Mitteln nur gedämpft, stimmungsmäßig kam ich immer weiter runter, ich würde sogar sagen, Psychopharmaka verstärken die Selbstmordgedanken noch.

Ich kenne einen Fall, da hat sich eine Frau, die jahrelang Medikamente nahm, eines Tages umgebracht. Ich gehe sogar so weit, zu sagen, dass es unverantwortlich ist, bei psychisch kranken Menschen chemische Mittel einzusetzen. Sie werden unter Umständen abhängig davon, leben wie im Rauschzustand, und die vielen schrecklichen Nebenwirkungen belasten nur noch mehr. Es ist auch schlimm, dass viele Ärzte den Kranken damit drohen, dass es ihnen noch viel schlechter geht, wenn sie diese Mittel nicht nehmen. Ich denke mir, diese Ärzte sollten selber mal Psychopharmaka ausprobieren … Es ist schrecklich, wie viele Leute sich mit diesen Mitteln zuschütten. Die leben nur noch ferngesteuert und hängen sich an diese Pillen und dabei kommen sie nie an ihre wirklichen Probleme.

Die Homöopathie wirkt ganz anders, ich fühle mich ausgeglichener, stabiler, habe weniger aggressive Ausbrüche. Ich bin ruhiger geworden und denke darüber nach, wie ich alles angehen kann. All die Alltagsdinge schaffe ich leichter. Ich glaube auch, dass ich weniger »überspiele«, seit ich mich homöopathisch behandeln lasse. Ich muss die »Schiene nicht mehr so hoch fahren«, bis ich fast platze, sondern kann mich den Anforderungen auch besser stellen. Ich fühle mich ausgeglichener und komme besser zur Ruhe. Ich würde sogar sagen, dass mein ganzes Denken sich verändert hat. Ich sehe viele Dinge in anderen Zusammenhängen und konzentriere mich mehr auf mich.

Es ist wichtig für mich, dass *ich* es bin, die die Grenzen setzen kann. Ich bin erwachsen und kann sagen, das will ich und das will ich nicht. Dabei unterstützt mich natürlich auch die Gesprächstherapie. Die Kombination von Homöopathie und Gesprächstherapie ist für mich sehr hilfreich. Die Homöopathie lässt mich selbständig werden.

Ich weiß, dass ich etwas aus meinem Leben machen kann, ich muss es nur angehen. Und ich kann endlich alles rauslassen und darüber reden, auch das ist heilsam. Ich fühle mich nicht mehr ohnmächtig allem ausgeliefert und bin auf das, was ich schon geschafft habe, stolz. Die homöopathischen Tropfen kann ich selber dosieren. Dadurch habe ich das Gefühl, dass ich mit meinen Stimmungen zusammenarbeiten kann. Mal nehme ich mehr, mal weniger ein. Zuerst gab es auch ein paar körperliche Erstverschlimmerungen, Hautexzeme und Erkältungen. Mir war klar, dass da viel im Inneren gespeichert ist, das zuerst einmal äußerlich »auftreten« muss ... Aber all diese körperlichen Symptome blieben nie sehr lange, vielleicht einen Monat, dann merkte ich, wie es radikal besser wurde. Der Umschwung war richtig spürbar.

Ich habe noch einen weiten Weg vor mir, aber ich habe auch schon viel geschafft. Ich muss noch lernen, geduldiger zu werden und auch damit rechnen, dass es mir nach einer guten Phase auch mal wieder schlechter geht. Das gehört alles dazu. Manchmal versuche ich auch, meine Kindheit in einem etwas anderen Licht zu sehen, dann denke ich, dass ich vielleicht auch durch all diese Erlebnisse so stark geworden bin.

8
3. Lebensgeschichte

Dieser Betroffene mit der Diagnose »Panikattacke« hat sich sehr bewusst seine »Behandlungsräume« gesucht. Für ihn war von vornherein klar, dass er keine dämpfenden und verschleiernden Medikamente einnehmen möchte. Er wusste für sich, dass auf seinem Weg zur Heilung mehrere Pole zusammenspielen müssen. Er entschied sich für die Unterstützung durch die Homöopathie. Außerdem arbeitete er in verschiedenen therapeutischen Richtungen an sich, auch mit energielösenden Körpertherapien.

Wichtig ist bei seiner Geschichte auch der Wechsel zwischen körperlichen und psychischen Symptomen.

Die Puzzlesteine des Ichs zusammensetzen
Werner P., Kaufmann, 46 Jahre

Äußerer Stress und eine ungeheure Anspannung im Beruf löste bei mir – praktisch überfallartig, von einem Moment zum anderen – auffallende körperliche Symptome aus. Mir wurde schwindelig, ich war ganz abwesend und dachte, gleich fall ich um. Damals arbeitete ich in einer Umweltorganisation in einem sehr großen Betrieb, den ganzen Tag waren sehr viele Menschen um mich herum. Dieser Schwächezustand – aus heiterem Himmel – war mir sehr unangenehm. Das Schlimmste daran war, ich konnte ihn nicht steuern. Das machte mir große Angst, und je mehr die Angst wuchs, umso stärker wurden die Symptome: meine Hände fühlten sich pelzig an, ich bekam Schweißausbrüche ... Es war alles entsetzlich.

Unsere Sekretärin holte den Notarzt, der konnte zum Glück einen Herzinfarkt ausschließen. Damit war ich aber noch nicht beruhigt, es war für mich nicht ausreichend, nur diese Symptome auszuschließen. Auf Anordnung des Arztes kam ich ins Krankenhaus, damit auch wirklich alle Risikofaktoren abgeklärt werden konnten. Ich wurde noch einmal gründlich untersucht und konnte nach zwei Stunden wieder gehen. Mir war immer noch schwindelig und ich legte mich zu Hause ins Bett. Am nächsten Tag ging ich zu meinem Hausarzt, der tippte auf einen ganz normalen Grippevirus und riet mir, mich einfach auszuruhen.

Zwei Tage später ging es mir körperlich wieder einigermaßen gut, ich hatte keine Grippe bekommen, aber stattdessen stieg so eine seltsame Angst in mir auf. Diese Angst war nicht zu definieren, ähnelte aber der Angst, die ich aus der Kindheit kannte: Die Angst vor Verlassenheit, vor der Dunkelheit. Auch in der Pubertät hatte ich mit starken Angstgefühlen zu kämpfen. Damals hatten sich meine Eltern getrennt und ich hatte eine wahnsinnige Verlustangst. Diesmal aber hatte die Angst keinen konkreten Auslöser, sie war einfach da, sie stand sozusagen wie eine große Wand einfach vor mir.

Ich war hilflos, fühlte mich ausgeliefert und spürte einen großen Druck, der über dem ganzen Körper lag. Zum Glück fiel mir ein Freund ein, der sich mit solchen Symptomen auskennt, es war beruhigend und hilfreich für mich, mit ihm zu reden. Aber der Grundzustand blieb, mir war dauernd schwindelig. Ich stürzte mich deshalb in sportliche Aktivitäten, ich war immer schon sehr sportlich und dachte, das hilft mir. Man hört ja immer, dass man sich bei Depressionen viel bewegen soll. Aber es hatte keinen Sinn, im Gegenteil, die Symptome wurden dadurch nur noch verstärkt. Ich konnte auch keine Musik mehr hören. Alles, was ich machte und versuchte, war falsch. Es war ein unerträglicher Zustand.

Nach einiger Zeit verschwanden die körperlichen Symptome jedoch und ich begann, mich wieder voll auf meine Arbeitsprojekte zu konzentrieren. Zu diesem Zeitpunkt hatte ich sehr viel zu tun. Ich organisierte ein Austausch-Treffen unserer Organisation und hatte rund um die Uhr nur Stress. Und urplötzlich – während so einer Sitzung – passierte es dann wieder. Mir wurde schwindelig und flau ... Ich konnte mich nicht mehr auf den Beinen halten, ging sofort nach Hause und legte mich hin. Nach zwei Tagen wiederholte sich dieser Angstzustand. Die körperlichen Symptome und der Angstzustand wechselten sich immer rhythmisch ab. Ich telefonierte wieder mit meinem Freund, das Gespräch beruhigte mich für das vor mir liegende Wochenende.

Als es mir aber am darauf folgenden Montag noch nicht wesentlich besser ging, riet er mir, doch zu einer Angstambulanz zu gehen. Er gab mir einen Tipp, wo es in meiner Stadt eine solche gab – meistens haben die Unikliniken solche Einrichtungen –, und dort rief ich dann an. Ich bekam einen Termin in einer Woche. Was hat ein akut Betroffener davon, wenn er so lange warten muss? Ich fand das ziemlich absurd ... Das heißt doch, dass man sonst nur noch die Möglichkeit hat, gleich in eine Klinik zu gehen und sich dort mit Medikamenten vollpumpen zu lassen. Das wollte ich auf keinen Fall. Zum Glück beruhigte ich mich wieder so weit, dass ich die nächsten Tage überstand und den Termin bei der Angstambulanz wahrnehmen konnte ... Und das war dann ein befremdendes Erlebnis.

Zuerst bekam ich einen Fragebogen in die Hand gedrückt, wie beim Arbeitsamt oder einer anderen Behörde. Ich saß allein auf dem Gang und war diesem kühlen Papier ausgesetzt. Ihm sollte ich alles über meine Angstanfälle mitteilen, wie stark sie sind, wie oft sie auftraten und auch, ob ich schon mal an Selbstmord gedacht hatte. Ich fühlte mich schlecht und wurde auf diese seltsame Weise mehreren sehr persönlichen Fragen ausgesetzt ... Ich empfand das als Farce. Unmöglich, wie mit Menschen in solch einer Situation umgegangen wird!

Der heilsame Effekt an dieser unmöglichen Methode war aber auch, dass ich dachte, so schlecht kann es dir gar nicht gehen, wenn du das alles ausfüllen kannst und nicht zusammenbrichst ... Aber für einen anderen Betroffenen ist dieses Vorgehen möglicherweise unerträglich. Danach musste ich noch eine Stunde warten, und erst dann kam der Arzt und unterhielt sich ausführlich mit mir. Er diagnostizierte eine Panikattacke, die durch Stress ausgelöst wurde und fragte mich, ob ich an einer Studie teilnehmen wolle, die sich mit Panikattacken beschäftigt. Dafür sollte ich Medikamente einnehmen und jeweils einen Tag stationär dableiben. Als »therapeutischen Effekt« würde ich während dieser Studie lernen, wie ich damit umgehen kann, denn ich würde diese Panikattacke ja dann in »geschützter Umgebung« erleben.

Ich dachte, das kann alles nicht wahr sein! Ich kam mir vor wie in einem ganz schlechten Film und lehnte natürlich ab. Der Arzt riet mir aber auch, mich noch einmal ganz gründlich körperlich untersuchen zu lassen, damit auch wirklich alle organischen Faktoren ausgeschlossen werden können. Das fand ich vernünftig, und so habe ich mich noch einmal einem umfassenden Check-up unterzogen. Dazu gehörte auch eine umfassende neurologische Untersuchung, mit Blutabnahme, und ein sogenanntes EEG, bei dem alle Gehirnfunktionen überprüft werden. Zum Glück war alles in Ordnung. Ich verstand, wenn es nicht an körperlichen Faktoren lag, meldete sich die Seele mit diesen Symptomen.

Seit langem wollte ich einiges von meiner Lebensgeschichte aufarbeiten. Ich begann mich nach einem Therapeuten umzusehen. Zufällig stieß ich im Branchentelefonbuch unter der Rubrik »Psychiater« auch auf den Eintrag »Psychiatrie und Homöopathie«. Instinktiv dachte ich, dass diese Kombination für mich richtig sein könnte. Es war mir immer klar, dass ich keine schweren Medikamente nehmen wollte. Ich wollte überhaupt keines dieser Mittel. Das Einzige, was ich jemals genommen hatte, war ein bisschen Johanniskraut. Das war aber schon das Äußerste an »Fremdeinwirkung«, die ich an mich heranließ. Selbst dabei dachte ich, dass dieses pflanzliche Mittel meine wirkliche Verfassung überdeckt.

Für mich ist es wichtig, mich immer zu spüren und zu wissen, wie es mir wirklich geht. Das ist ja auch das gute an der Homöopathie, sie deckt nicht zu. Man spürt sich mit allen Facetten, weiter und sehr viel bewusster. Aber ich wusste auch, dass verschiedene Therapieformen für mich richtig sind. Ich begab mich zum Beispiel auch in eine Massagebehandlung, die blockierte Energiepunkte wieder zum Fließen bringt. Es gab auf dieser Ebene mehrere Sachen, die ich neben der Gesprächstherapie ausprobierte.

Das Prinzip der Homöopathie war mir klar, aber ich hatte noch keine großen Erfahrungen damit gemacht. Ich wusste nicht, was dabei alles hochgespült werden kann und ob ich es verarbeiten könnte. Aber ich hatte Vertrauen, dass mein Körper und mein Geist nur so viel hochkommen lassen würde, dass ich es auch gut aushalten kann.

Die ganze Zeit habe ich mich immer so gefühlt, als läge da etwas auf mir drauf, was nicht zu mir gehört. Ich fühlte, das bin nicht ich. Mal spürte ich diesen Druck mehr, mal weniger und zwei Mal war es eben sehr schlimm. Der homöopathisch orientierte Psychiater beschäftigt sich ausführlich mit mir. Ich fühlte mich wahr- und angenommen. Über einen Zeitraum von vier Monaten wurde ich mit den verschiedensten Substanzen behandelt.

Von den ersten beiden »Gaben« weiß ich nicht mehr so viel. Aber beim letzten Besuch und damit nach der vierten Gabe der homöopathischen Mittel, merkte ich, dass sich an meiner Grundeinstellung etwas änderte, es wandelte und drehte sich einiges. An dieser Stelle spürte ich ganz deutlich, dass sich etwas weiterentwickelt hatte. Diesen entscheidenden Sprung nach vorne schreibe ich auch der homöopathischen Behandlung zu, obwohl es bei mir, wegen der verschiedenen Therapieformen, nicht ganz so leicht festzulegen ist, welche Behandlung was ausgemacht hat. Aber das ist ja auch nicht das Entscheidende. Manchmal ist das Angst machende Grundgefühl immer noch vorhanden, aber ich kann jetzt damit umgehen und habe nicht mehr das Gefühl, dem ausgeliefert zu sein.

Ich fühle wieder mehr festen Boden unter den Füßen und möchte es so umschreiben: Ich wusste von dem bestimmten Punkt an, »jetzt bin ich wieder da« ..., auch wenn ich noch viel an mir arbeiten muss. Ich habe ein großes Stück mehr an Sicherheit, nicht mehr in die »Panik vor der Panik« zu fallen, wenn sich ein unguter Zustand ankündigt ... Ich weiß, dass ich es bin, der es steuern kann, und mir ist auch klar, dass ich nicht einfach umfallen werde. Ich weiß auch, welche Situationen bei mir was hervorrufen und kann sie vermeiden und lenken. Ich werde mir über mich selbst immer klarer. Ich weiß, was ich unbedingt noch machen will, die Anflüge einer so genannten Midlife-Crisis sind auch vorbei.

Im Moment ist es so, dass ich sehr viel intensiver und glücklicher lebe, bewusster. Ein Teil der Schwere und der Last ist weg. Ich habe wieder Tritt gefunden. Besonders tief greifende Erstverschlimmerungen habe ich bei der Einnahme der homöopathischen Mittel nicht erlebt. Einmal bekam ich eine Grippe, aber das war es dann, und auch die Panikattacken wurden zum Glück nicht schlimmer. Im Gegenteil, alle Symptome wurden schwächer und für mich erträglicher. Wenn ich ehrlich bin, habe ich mir am Anfang von der Ersteinnahme der Hochpotenz schon ein kleines Wunder erwartet. Aber diese Erwartungshaltung hat sicher jeder. Man möchte eben, dass alles Unangenehme so schnell wie möglich weg ist. Natürlich gab es auch Zweifel. Ab und zu fragte ich mich, hilft das jetzt wirklich? ... Das ist normal, man schwankt zwischen Hoffnung und der Enttäuschung, wenn es nicht gleich weg ist. Für den ganzen Prozess braucht man viel Geduld.

Es ist auch wichtig, zu erkennen, dass gar nichts schlagartig anders sein kann. Einige Faktoren müssen zusammenkommen, und dann können sich meiner Meinung nach verschiedene Behandlungsfaktoren gut ergänzen. Für mich ist die Homöopathie genauso wichtig wie die Gesprächstherapie. Ein wesentlicher Punkt für mich ist auch zu wissen: Alles, was passiert, bin ja ich. Vor gut anderthalb Jahren entschied ich mich dann zu einer Pause mit den homöopathischen »Gaben«. Ich dachte mir, der Sommer liegt vor dir und alles wird gut ...

Es wurde leider nicht so schnell so gut, wie ich es mir erhofft und gewünscht hatte. Ein bestimmtes Grundgefühl der leisen »Verstimmung« blieb und ist immer noch da, aber ich kann gut damit umgehen. Ich kann meine Zustände einschätzen und wenn wieder einmal ein Panikanfall aufkommen will, dann rede ich mit mir, spreche mir gut zu. Das gibt mir Vertrauen zu mir selbst und meinen Symptomen, die ich ja nun kenne und integrieren kann. Sie fallen nicht über mich her, ich kann mit ihnen umgehen, sie »kanalisieren«.

Das ist eine sehr wertvolle Erkenntnis. Und ich habe vor allen Dingen keine Angst mehr davor, dass ich mich einer gefürchteten Klinikbehandlung aussetzen muss, denn das wäre für mich der Alptraum. Alle, die ich aufgesucht habe, sagten immer zu mir, es sei ungewöhnlich, dass jemand so früh reagiert und Hilfe sucht. Die meisten Menschen warten leider viel zu lange ab, bis sie Hilfe in Anspruch nehmen, und dann stecken sie oft schon viel zu sehr in den Zuständen fest.

Sicherlich hängt das auch damit zusammen, dass es für viele Menschen ein Problem ist, Hilfe zu suchen. Für manche bedeutet das immer noch »zu kapitulieren«, dabei hat das nichts damit zu tun. Und dann ist es ja auch so, dass die meisten Menschen glauben, sie trügen einen stigmatisierenden Stempel auf der Stirn, mit dem Aufdruck »Psychisch krank«. Das ist nicht so, und natürlich hängt auch das von der Einstellung ab, die jemand psychischen Krankheiten gegenüber hat.

Außerdem habe ich mich auch mit Tai Chi (dem fernöstlichen Weg für Körper, Geist und Seele) beschäftigt. Es war für mich befreiend und wichtig, eine bestimmte Palette von Erfahrungen zu machen. Ich würde sagen, dass ich ziemlich bewusst lebe. Dazu kommt jetzt auch, dass ich mich genauer damit auseinander setze, warum ich mir damals über einen bestimmten Zeitraum eben auch zu viel Stress zugemutet hatte.

Einsichten und veränderte Verhaltensweisen sind wichtig. Ich merkte auch, von welchen Dingen ich mich in meinem Leben immer mehr entfernt hatte. Und genau die mache ich jetzt. Ich mache die Sachen, die ich immer schon tun wollte. Vor kurzem habe ich auch einen Teil meines belastenden Jobs abgeschüttelt. Ich lebe jetzt viel freier und bewusster und damit klarer. Das ist ein weiterer Schritt in die richtige Richtung.

Auch meine Beziehung zu anderen Menschen ist ganz anders geworden, ich rede gern mit Leuten, gehe mehr nach außen. Die Beziehung zu meiner Freundin ist jetzt viel intensiver und besser. Mir ist einfach klar geworden, wie wichtig das alles für mich ist. Früher war ich fast ein bisschen vereinsamt. Ich verbrachte jeden Urlaub allein und machte dabei sehr viele extreme Touren. Damals konnten die Berge für meine Skiabfahrten nicht steil genug sein. An eisigen Wintertagen fuhr ich stundenlang Schlittschuh, bis es dunkel wurde. Oder ich wanderte nachts durch einsame Wälder ... Ich wollte immer alles alleine unternehmen, obwohl die Sehnsucht unterschwellig schon da war, das mit anderen zu teilen. Auf jeden Fall wollte ich mich an Grenzsituationen messen und hatte dabei auch seltsamerweise keine Angst.

Es ist wichtig, sich gut kennen zu lernen und auch so genannte »psychosomatische Symptome« nicht auf die leichte Schulter zu nehmen. Es ist kein Gesichtsverlust, Hilfe in Anspruch zu nehmen. Ganz im Gegenteil. An dieser Stelle möchte ich auch sagen, dass ich auch im Freundes- und Bekanntenkreis und nicht zuletzt von meinen Eltern Hilfe bekam. Ich konnte immer mit ihnen über meine Zustände reden, und sie haben mir auch wertvolle Hilfestellungen gegeben. Sie erzählten mir viel darüber, wie ich als Kind war.

Alles zusammen gibt ein Bild und hilft die Puzzle-Teile des Ichs zusammen zu setzen. Und alle diese Faktoren zusammen wirken heilend.

4. Lebensgeschichte

Die folgende Lebensgeschichte wurde von der Betroffenen besonders ausführlich vor ihrem familiären Hintergrund erzählt. Sie wollte einen »erklärenden« und für sie erhellenden Bogen zu der Geschichte ihrer Eltern machen und zeigt damit deutlich auf, wie die familiären Verstrickungen weitertransportiert werden und auf seelischer Tiefenebene arbeiten. Hier ist auch offensichtlich, dass diese familiären Themen vor dem Hintergrund unbewältigter und nur weggeschobener Tatsachen ihre Wurzeln auch im Zweiten Weltkrieg und den damaligen verdrängenden Verhaltensweisen hat. Das wirkt bis ins Heute. Umso faszinierender ist gerade an diesem »familienverwobenen« Beispiel die wiedergefundene, eigene Kraft.

Befreit von familiären Dispositionen und ein neues Lebensgefühl
Hanna S., wissenschaftl. Mitarbeiterin, 44 Jahre

Nach langen Jahren psychischer Krisen und großer Medikamentenabhängigkeit hat sich meine Mutter umgebracht. Ich glaube, die vielen und starken Medikamente haben bei ihr alles nur noch verschlimmert, denn es ging ihr immer schlechter und schlechter. Nur mein Vater ist, in sehr große Anführungszeichen gesetzt, »gesund«, aber er ertränkt seine Probleme immer wieder in Alkohol und kann überhaupt nicht verstehen, warum es uns allen so schlecht geht. Auch seine zweite Frau hat sich umgebracht.

Meine erste Psychose bekam ich mit Anfang Zwanzig, ich hatte privat und beruflich wahnsinnig viel Stress. Ich wollte das Examen mit links machen, so nebenbei. Ich dachte, ich kann alles gleichzeitig und einfach fehlerlos rundherum funktionieren. Ich wohnte in einer sehr anstrengenden Wohngemeinschaft, alles war mir eigentlich zu viel, aber das konnte ich mir damals nicht zugestehen. Meine Examensängste waren keine »normalen Prüfungsängste«, das ging weit darüber hinaus.

Ich kam in eine relativ offene Klinik, in der die Patienten nicht hinter verschlossenen Türen gefangen gehalten wurden. Allerdings musste man freiwillig hingehen. Das war in meinem Zustand nicht ganz einfach und erforderte einige Überredungskünste der Ärzte. Ich phantasierte, dass ich in ein Frauenhaus komme, das war ein Gedanke, der mir gefiel, und in diesem Glauben schaffte ich es, selbstbewusst aus dem Auto auszusteigen. Ich rauschte ins Haus und forderte die Schwestern auf: »Zeigen Sie mir mein Zimmer.« Aber ganz so lustig war es dann doch nicht. Bei der Aufnahme wurde ich gleich »medikamentös eingestellt«. Das erinnerte mich an den elektrischen Stuhl. Ich hatte entsetzliche Angstphantasien, dachte, ich hätte Krebs oder irgendeine andere, schreckliche Krankheit. Die Tabletten wirkten sehr stark. Die ersten Tage verschlief ich fast ganz.

Danach war ich körperlich sehr schwach, ich hatte auch sehr abgenommen. Deshalb durfte ich immer die fettesten Speisen essen und fühlte mich besonders bevorzugt. Andere mussten Diät halten. Ich lebte vollkommen in meiner Phanta-

147

siewelt, die Klinik war für mich die Klinik des »Zauberbergs« und ich phantasierte, dass ich mit den Mitpatienten philosophische Gespräche führte. Ich hatte tausend Themen im Kopf und nervte sicher alle anderen furchtbar, weil ich mich dauernd in ihre Gespräche einmischte. In dieser Verfassung konnte ich endlich das Kind sein, das ich immer sein wollte und nie durfte.

Ich genoss diesen Zustand und war voller Energie. Ich wollte einen Film drehen, Theater spielen, singen, tanzen. Am besten alles auf einmal. Die vom Therapeuten empfohlene Maltherapie langweilte mich. Keiner wollte meine »Projekte« mit unterstützen, ich wurde öfters aggressiv, weil ich nicht die Beachtung fand, die mir in meiner Phantasie »zustand«. Dann passierte es schon mal, dass ich mich wie ein kleines Kind auf den Boden warf und schrie. Ich machte lauter dummes Zeug, klaute den anderen Zigaretten und alles, was ich so brauchen konnte. Abends ging ich in Lokale und ließ anschreiben, denn ich hatte natürlich kein Geld. Irgendwann gab es Lokalverbot. In diesem Zustand lebte ich uneingeschränkt meine kindlichen, naiven Gefühle aus.

Nach der langweiligen Einzeltherapie begann ich mit der Gruppentherapie. Langsam wurde ich wieder etwas vernünftiger, obwohl mich die Probleme der anderen ziemlich langweilten. Autogenes Training, Yoga, schwimmen und tanzen, alles, was mit Bewegung zusammenhing, gefiel mir, auch die Diskussionen mit anderen Patienten. Ich mochte alles, was Abwechslung in den Alltag brachte. Als es mir langsam wieder besser ging, wurde der Klinikalltag immer langweiliger für mich. Ich lernte wieder auf andere zuzugehen, nahm andere Menschen bewusst wahr und konnte auf sie eingehen und sie mit einbeziehen.

Nach ungefähr drei Monaten wurde ich entlassen. Mein Vater holte mich ab, obwohl er das gar nicht wollte. Er stand unter dem moralischen Druck, den andere auf ihn ausübten. Die Ärzte warnten mich davor, zu ihm zurückzugehen, aber die Situation war zu diesem Zeitpunkt für mich unlösbar. Ich konnte in meinem damaligen Zustand gar nichts entscheiden. Ich war zwar nicht mehr akut psychotisch, aber noch lange nicht gesund. Ich hatte keine andere Wahl, als nach Hause zu gehen. Und dort fiel ich dann in ein tiefes Loch der Depression, die fast ein Dreivierteljahr lang anhielt.

Diese Zeit war die dunkelste meines Lebens. Ich wurde gegängelt und bevormundet und musste mich solchen Sätzen aussetzen wie: »Warum musstest du auch studieren? Hättest du eine Lehre gemacht wie die anderen im Ort, wäre dir das sicher nicht passiert.« Ich wurde zum Arbeitsamt geschickt und musste gegen meinen Willen einen kaufmännischen Kurs machen. Ich stimmte gezwungenermaßen zu, abhängig wie ein Kleinkind. Jedenfalls fühlte ich mich so.

Diese ganze Zeit war eine Hölle der Abhängigkeit. Ich möchte sie meinem schlimmsten Feind nicht wünschen! Ich wurde moralisch, psychisch und physisch auf schlimmste Weise ausgenutzt. Erst heute ist mir klar, wie viele missbrauchende Elemente in dieser Zeit zusammenkamen.

Außerdem wurde ich von einem Nervenarzt mit starken Neuroleptika behandelt und litt unter den schrecklichsten Nebenwirkungen: Ich bekam zittrige Hände, wurde immer dicker, mir ging es hundsmiserabel. Nach einer Weile habe ich die Mittel dann auch wieder abgesetzt, es war ja immer das Schreckgespenst für mich, medikamentenabhängig zu werden wie meine Mutter.

Ich ging wieder nach München, nahm keine Medikamente mehr und machte eine zweijährige Therapie. Sie hat etwas gebracht und doch auch wieder nicht. Auf der einen Seite hat sie mich zwar stabilisiert, ich konnte arbeiten und meinen Alltag bewältigen, aber da der Therapeut mit Psychosen überhaupt nicht vertraut war, blieb diese Thematik immer draußen und konnte nicht aufgearbeitet werden. Ich hatte stets das Gefühl, dass der Therapeut sich da nicht so ganz rantraute. Ich lernte zum Beispiel überhaupt nicht, auf Frühwarnsymptome zu achten. Alles, was damit zusammenhing, wurde ausgeklammert.

Die zweite Psychose bekam ich sieben Jahre später, bei der Geburt meines ersten Kindes. Es war wieder eine Situation, die mich total überforderte. Ich wollte alles können, setzte mich unter fürchterlichen Druck. Ich konnte ja überhaupt nicht Mutter sein. Mein Mann, der zwar von der früheren Psychose wusste, mich aber noch nicht in solch einem Zustand erlebt hatte, reagierte wunderbar und sehr hilfreich. Auch seine gesamte Familie. Sie gingen ganz normal damit um, nahmen mich selbstverständlich auf. Das hat mir sehr geholfen. Es ist wichtig, dass die Umwelt sich so »normal« wie möglich verhält, nur das hilft psychotischen Menschen, und sie müssen nicht ein zentnerschweres Tabu um sich aufbauen. Mit dem unsichtbaren Stigma auf der Stirn »Die spinnt eben« zu leben, verhindert jede Heilung.

Es wäre schön, wenn unsere Gesellschaft sich da öffnen würde. Die unsichtbare, aber bleischwere Tabuwand um psychische Krankheiten ist sehr groß. Man soll immer der allzeit funktionierende Supermensch sein, es geht nur um vordergründige Leistung und gar nicht mehr um wirkliche Lebensqualität. In den Familien wird auch meistens nur weggeschoben und verdrängt. Das wird von Generation zu Generation so weitergeben. So kann sich nichts befreien. Bei vielen ändert sich nichts. Und alles dreht sich unentwegt im Kreis.

Gerade die Generation, die das Dritte Reich miterlebt hat, verdrängt massiv. Alles war nicht gewesen, und danach haben sich die meisten in den Aufbau gestürzt, gearbeitet, gearbeitet und alles erfolgreich zugebuddelt. Es gab nie eine befreiende

Erkenntnis, die zu einer anderen Einstellung führen konnte. Das ist nicht nur in meiner Familie so.

Ich denke, dass die Generation, die kurz nach dem Krieg geboren wurde, sehr von psychischen Krankheiten geprägt ist Sie hat immer gespürt, dass da etwas ist, über das schweigend hinweggegangen wurde. Es kann einen zerreißen, wenn man einen Menschen, einen Elternteil, vor sich hat, der die Realität, so wie man sie selber sieht und empfindet, ständig leugnet, und der unentwegt behauptet, nur er sähe alles richtig. So verhielt sich jedenfalls mein Vater mir gegenüber. Ich habe den Dialog mit ihm immer als Schwerstarbeit empfunden.

Bei der dritten Psychose war ich mit den Kindern alleine. Inzwischen hatte sich schon vieles in meinem Leben verändert. Wieder waren sieben Jahre vergangen. Aber in diesen Jahren hatte ich gelernt, eine vorbeugende, bewusste Lebenshaltung zu entwickeln, die auch die Möglichkeit einer weiteren Psychose nicht ausklammerte. Ich baute mir ganz bewusst ein funktionierendes Netzwerk aus Freunden auf. Alle wussten über meine Psychosen Bescheid. Ich habe viel darüber gesprochen, vor allem natürlich auch mit meinem Mann, der mich so wunderbar stärkte und unterstützte. Es war mir einfach klar, dass ich bewusst und offensiv damit umgehen muss, anstatt »prophylaktisch« Tabletten zu schlucken und wegzudrängen. Als sich dann eines Tages meine Stimmungslage wieder sehr extrem veränderte, informierte ich eine Freundin, die mir helfen konnte.

Meiner Tochter fiel auf, dass ich unentwegt hektisch und übersteigert rede, sie schlug vor, dass ich diese Freundin mit ihrer Tochter einlade. Damit machte sie intuitiv genau das Richtige. Die Freundin kam dann und blieb die ganze Zeit über da, und sie erlebte meinen sehr starken Gefühlsausbruch mit. Für mich war es eine große Beruhigung, in dieser Phase nicht allein zu sein.

Ich wurde aggressiv und habe ein Glas an die Wand ge-
schmissen. Aber da die Freundin Bescheid wusste, hatte sie
keine Angst, sondern handelte. Zum Glück funktionierte dieses Netzwerk, denn mein Mann war zu dieser Zeit ausgerechnet im Ausland ... Die Kinder kamen zur Freundin und ich
einige Tage in die Klinik. Dieser Ausbruch kam praktisch von
Null auf Hundert. Aber wenn ich genau hinschaue, war ich
vorher eine Zeit lang wieder sehr energiegeladen und besonders euphorisch gewesen. Es war wie ein Rausch ... ich wollte
gar nicht weg davon.

Dann begann ich mit der homöopathischen Behandlung
und seitdem ist viel passiert. Ich fühlte mich in der immer sehr
langdauernden Nachphase sehr viel schneller wacher und
konnte an allem teilnehmen. Früher war ich in diesen Phasen
froh, wenn ich irgendwie den Tag überstanden hatte. Meistens wurde ich extrem früh wach, schon so gegen halb vier
Uhr in der Früh ... Das war so eine Teilschlaflosigkeit. Schon
die kleinsten Dinge – wie einkaufen gehen – waren ein großes
Problem. Diesmal, durch die Kügelchen unterstützt, konnte
ich von Anfang an endlich besser schlafen. Ich ging mehr
raus, nahm an allem teil. Mit ärztlicher Unterstützung begann
ich genau hinzuschauen und darauf zu achten, was mir gut tut
und Spaß macht. Mir wurde langsam klar, was ich wirklich
will. Ich lernte auch, einmal Nein zu sagen und nicht mehr alles mitzumachen, was andere von mir wollen. Endlich begann
ich bewusst, Grenzen zu setzen.

Natürlich beschäftigte mich auch die berufliche Frage.
Mir war nicht klar: Soll ich wieder ins Büro gehen oder nicht.
Ich entschied mich für eine positive und bewusste Auszeit,
weil ich erkannt hatte, dass ich gerne schreiben möchte. Außerdem bekam ich Lust zu singen und trat in einen Chor ein.
Das gab mir einen weiteren positiven Schub. Ich weiß, dass
das wichtige Elemente für mich sind. Seit einiger Zeit schreibe

ich Geschichten und Tagebuch. Es ist einfach mal ein Anfang. Und ich fühle mich überhaupt nicht mehr unter Druck gesetzt, denn ich weiß, wie schädlich stressige Situationen für mich sind und verhindere sie.

Während der homöopathischen Behandlung konnte ich deutlich spüren, wie es leichter und heller in mir wurde. Diese weißen kleinen Kugeln haben dazu geführt, dass ich mehr empfinden kann und mehr nach außen gehe. Ich fühle mich wieder rundherum lebendiger. Es gab bei mir auch keine schlimmen Erlebnisse oder Erstverschlimmerungen. Langsam, aber stetig ging es immer mehr bergauf. Ich erlebte keine Weinkrämpfe, große Traurigkeiten oder Ähnliches. Es war ein langsames, stetiges Wachsen. Ich habe auch keine Angst mehr vor einer Psychose, ich weiß ja, es geht vorbei, und inzwischen kenne ich mein Frühwarnsystem noch besser. Wenn meine beiden Kinder etwas älter sind, möchte ich ihnen einmal alles erklären. Wir haben ein gutes Verhältnis und ich möchte mit ihnen offen reden, sobald sie es verstehen können.

Kindheitserinnerungen

Der Vater

Aus der Erzählung einer Tante erfuhr ich, dass mein Vater enttäuscht war, dass er »nur eine Tochter« bekommen hatte statt dem ersehnten Sohn. Als diese Tante nach meiner Geburt zum ersten Mal zu Besuch kam, verschwand mein Vater kommentarlos. Er wollte nicht dabei sein, es ging nur um mich und ich war nur ein Mädchen.

In meinen frühesten Erinnerungen tritt mein Vater selten in Erscheinung. Es gab langweilige Sonntage auf dem Fußballplatz, Spaziergänge, die meistens schweigend verliefen, um die Natur »besser genießen« zu können. Diese Spaziergänge hinterließen bei mir einen Widerwillen, Natur wurde mir verhasst und ich fühlte mich leer, einsam und überflüssig. Immer wieder verglich mein Vater mich mit einem schief gewachsenen Baum. Ich litt an einer Skoliose und war als Mädchen nicht attraktiv für ihn. Das waren schlechte Karten, denn seiner Meinung nach ist es die einzige Lebensaufgabe einer Frau, eine gute Ehefrau und Mutter zu sein.

Später stritten wir sehr oft. Er meinte, dass in den Geschichtsbüchern alles verlogen dargestellt würde. Er fühlte sich als Kriegsverbrecher denunziert, weil er während des Krieges in Rußland war und erst sehr spät aus der Gefangenschaft zurückkam ... Als Siebzehnjähriger war er im Glauben an eine gerechte Sache in den Krieg gezogen und nun wurden seine Ideale mit Verachtung und Schande belegt. Er hatte nie gelernt, sich differenziert mit einem Thema auseinander zu setzen. Für ihn gab und gibt es nur Entweder-Oder.

Kritisches Denken ist ihm geradezu suspekt und macht ihm Angst. In seinen Augen war es »verbrecherisch«, wenn ich eine Gegenposition zu seiner festgelegten Meinung einnahm. Zu viel Denken führt für ihn ins Unglück. Sein Lebensleitmotiv ist der Spruch: »Wer sich in Gefahr begibt, kommt darin um.« Damit signalisierte er mir sehr früh, dass Lesen und Denken eine gefährliche Angelegenheit ist ... Aber er konnte es nicht verhindern, dass ich mich immer mehr in meine Bücherwelt zurückzog. Ich merkte damals selber nicht, dass ich mich damit auch immer mehr aus der Realität zurückzog.

Mein Vater hat mich nie gesehen, wie ich wirklich bin. Ich entsprach nicht seinem Schönheitsideal und war einfach uninteressant für ihn – eine Last, für die er zahlen musste. Es ärgerte ihn und machte ihn geradezu eifersüchtig, dass ich während des Studiums Bafög bekam und er auch noch einen

Teil wieder zurückzahlen musste. In seinen Augen habe ich noch nie in meinem Leben etwas geleistet.

Wenn schon ein intellektueller Beruf, dann musste es in seinen Augen schon etwas ganz Besonderes sein. Er hielt nichts von mir und gleichzeitig sollte ich außerordentlich sein. Diese Widersprüchlichkeit trieb mich in den Wahn. Kein Mensch kann auf der einen Seite immer hören, du bist dumm, naiv, unpraktisch, kannst nichts und auf der anderen Seite etwas Besonderes, Herausstechendes werden. Ich fühlte mich zwischen seinem hohen Anspruch und der inneren Angst, ein Nichts zu sein, ständig hin und her gerissen.

Mit dem »inneren Auftrag«, etwas Besonderes werden zu müssen, begann ich mein Studium. Ich scheiterte. Anstelle eines Studienabschlusses bekam ich meine erste Psychose, die sich in schrecklichen Größenwahnphantasien äußerte. Natürlich wollte ich die gute Tochter sein und dafür geliebt werden. Dafür stellte ich meine Welt auf den Kopf. Ich habe niemals ein Wort der Anerkennung von meinem Vater gehört. Als ich ihm das einmal sagte, reagierte er schroff. Was ich denn wolle ... Er habe mir doch so viel Geld gegeben ...

Bis heute ist unsere Kommunikation sehr einseitig. Ich schreibe und rufe an. Von ihm kommt nichts, höchstens einmal der von anderen Familienmitgliedern an mich herangetragene Anspruch, dass ich auf ihn zukommen müsse, da er dazu nicht in der Lage sei. Inzwischen weigere ich mich, diese Erwartung zu erfüllen. Ich glaube, durch die homöopathischen Gaben wurde die Kraft, mich ihm gegenüber so zu verhalten, verstärkt.

Die Mutter
Meine Mutter wollte sicher eine gute Mutter sein. Aber ihre Bemühungen standen von Anfang an unter einem schlechten Stern. Sie ließ sich immer viel zu sehr beeinflussen.

Die Hebamme meinte zu jener Zeit, als ich geboren wurde, man bräuchte nicht zu stillen und meine Mutter hielt sich daran. Nach meiner Geburt arbeitete sie einige Jahre im Betrieb meines Vaters mit, aber mehr gezwungenermaßen. Im Grunde ihres Herzens wollte sie zu Hause bleiben und war froh, als dies nach einigen Jahren und dem erreichten Wohlstand möglich war. Zu Hause entwickelte sie sich zu einem Haustyrannen mit einer krankhaften Ordnungssucht. Das war ihr oberstes Gebot. Sie hatte einen regelrechten Putztick und wir stritten fast täglich um irgendwelche Kleinigkeiten. Für sie war ich einfach faul. Denn wer liest, anstatt zu putzen, taugt nicht viel.

Der Alltag meiner Mutter lief so vor sich hin, sie putzte und kümmerte sich um die Pflanzen. Tratsch und Klatsch gehörten auch noch dazu und Kochen war wichtig. Kinder brauchen jeden Tag ein warmes Essen. Sehr viel mehr brauchen sie nicht. Für Kleidung und alle äußeren Dinge war auch gesorgt, aber es gab nie Gespräche über Themen, die mich interessiert hätten. Ich fühlte mich vollkommen alleine gelassen.

Abends lief der Fernseher, stundenlang wurden irgendwelche Shows angesehen und am Wochenende dominierte der Sport. Ich brauche nicht zu erwähnen, wie sehr mir beide Sparten bis heute verhasst sind. Als ich zehn Jahre alt war, kam meine kleine Schwester auf die Welt. Meine Mutter fühlte sich immer überforderter. Dabei hatte sie alle möglichen Hilfen. Zuletzt waren es so viele, dass sie gar nicht mehr wusste, was sie eigentlich tun sollte. Sie kam sich immer überflüssiger vor, ihr Leben war von außen betrachtet bequem, aber im Grunde war es sinnentleert.

Drei, vier Jahre nach der Geburt meiner Schwester begann ihre Krankheit. Sie wurde manisch depressiv. Immer wieder kam sie in die Klinik und der Abstand zwischen den Klinikaufenthalten und der Zeit zu Hause wurde immer kürzer. Nach sechs Jahren setzte sie ihrem Leben ein Ende. Jahrelang hat sie schwere Psychopharmaka genommen. Ich habe beobachtet, dass sie zum Experiment der Ärzte wurde, diverse Mittel wurden an ihr getestet, die Dosis wurde immer weiter erhöht und meine Mutter baute immer mehr ab.

Dies alles geschah ohne richtige Aufklärung und ohne ihr Einverständnis oder das meines Vaters. Damals zählte die Allmacht der Ärzte. Meine Mutter wurde zu einem Automaten gemacht, der mit mechanischen Bewegungen durch die Klinikflure lief. Ständige Mundtrockenheit erschwerte ihr Sprechen, ihre Stimme war verändert, taub, emotionslos, ausdruckslos. Längst betrachtete man sie nicht mehr als eigenständiges Individuum, sondern als Fall X, an dem ärztliche Kunst angewandt wurde, und legte sie in »pharmazeutische Ketten«. Immer wieder erzählte sie mir von ihren entsetzlichen Träumen, in denen die Hölle und der Teufel vorkamen. Aber dafür interessierte sich niemand. Keiner wollte etwas von ihren Ängsten und der Einsamkeit wissen, in der sie in all ihrem Leid allein gelassen wurde. Sie wurde »ruhig gestellt«, damit andere ihre Ruhe hatten. Für mich war das alles ein sehr traumatisches Erlebnis, und das hat natürlich meine Einstellung Medikamenten gegenüber sehr geprägt.

Mein Vater holte meine Mutter zwar immer mal wieder auf eigene Verantwortung aus der Klinik, aber das war für sie keine Hilfe und machte für uns alle die Situation nicht leichter. Wir konnten mit ihrer Krankheit nicht umgehen, wussten nichts darüber und waren überfordert. Sie verhielt sich wie ein kleines Kind und hätte menschliche Wärme gebraucht. Mein Vater konnte ihr diese Wärme nicht geben. Er schloss sich ein oder ging weg. Diese ganze Situation führte bei mir zu unaussprechlichen Ängsten. Schlimm waren die Nächte, wenn meine Mutter mich weckte, um mir zitternd zu sagen, dass sie jetzt fortgehe und sich umbringe. Ich war in Panik, doch aus Selbstschutz habe ich zu meinem Vater gesagt: »Lass sie doch gehen.« Ich dachte, sie würde draußen vielleicht wieder zur Besinnung kommen. Mein Vater hätte ja auch mitgehen können. Er tat es nicht. Stattdessen hält er mir diesen Satz bis heute immer noch vor.

Ich selbst ging auch sehr oft weg, weil ich diese Hölle nicht mehr aushielt und suchte mir Menschen, mit denen ich darüber reden konnte. Obwohl die anderen hilflos und überfordert waren, entlasteten mich diese Gespräche etwas. Mit meinem Vater konnte ich darüber nicht reden. Es herrschte eine allgemeine Sprachlosigkeit. Meine Mutter wurde immer hilfloser und klammerte sich an mich. Ich sollte die Mutterrolle übernehmen, eine Rolle, die ich nicht übernehmen konnte.

Nach dem Abitur zog ich aus und ging in eine Stadt, die einige hundert Kilometer entfernt war. Meine Mutter besuchte mich einmal, sie war vollkommen wirr und befand sich in einem Kaufrausch. Die Großstadt gab ihr den letzten Rest, sie konnte mit den vielen äußeren Reizen nicht umgehen. Es war einfach alles zu viel für sie. Einige Monate später nahm sie sich das Leben.

Ihr Tod war für mich gleichzeitig Schock und Erleichterung, Befreiung. Nach der Beerdigung verdrängte ich alles und stürzte mich in meine Welt, die weit weg war von meinem Elternhaus und allem, was mit ihm in Verbindung stand. Doch die räumliche Rettung war nur eine vorläufige. Heute weiß ich, dass ich mit meinen Psychosen viel Traumatisches verarbeitet habe.

5. Lebensgeschichte

Besonders ausgeprägter intellektueller Ehrgeiz, der Wunsch, alles problemlos mit links zu bewältigen und sich damit zu viel aufzuladen, ohne auf andere Bedürfnisse und Signale zu achten, ließ die Seele mit Müdigkeit, Depressionen und Ängsten laut werden. Nach einigen Monaten stationärer Aufnahme sucht der Betroffene einen anderen, den homöopathischen Weg und kommt aus dem für ihn unangenehmen Medikamenten – und »Seelen-Nebel« heraus.

»Denken müssen, ohne denken zu können«
Hans W., Hochschuldozent, 34 Jahre

Die erste depressive Krise bekam ich nach Abschluss meines Studiums. Ohne mir eine Pause zu lassen, begann ich sofort mit einem weiteren Aufbaustudium, obwohl ich vollkommen überarbeitet war. Plötzlich hatte ich ein »burn out« und daraus entwickelte sich eine mittelschwere Depression. Ich hatte das Gefühl, es geht überhaupt nichts mehr voran, ich konnte nichts mehr zu Ende bringen und hatte auch keinen Appetit mehr ... Zuerst dachte ich, es ist etwas mit dem Magen.

Meine Mutter erzählte das einem Neurologen und der diagnostizierte sehr schnell, dass es sich um eine Depression handelte und riet mir, mich in einer Klinik ambulant behandeln zu lassen. Ich fiel in einen apathischen Zustand, den man vielleicht mit den Worten beschreiben kann: »Denken müssen, ohne denken zu können.« Die Ärzte gaben mir ein starkes Psychopharmaka in einer mittleren Dosis und nach drei, vier Monaten ging es mir wieder besser. Ich konnte auch wieder arbeiten, alles festigte sich.

Nach zwei Monaten kippte alles plötzlich auf die andere Seite. Ich wurde euphorisch, im Grunde manisch. Zuvor hatte ich das Medikament, das ich ganz gut vertrug, abgesetzt. Vielleicht war das zu abrupt, ich weiß es nicht. Auf jeden Fall ging dann alles Schlag auf Schlag. Die Manie steigerte sich von Monat zu Monat, ich befand mich in einem permanenten Höhenflug und wollte die absurdesten Dinge machen. Meine Reaktionen waren vollkommen übersteigert.

Ich lernte eine Frau kennen und habe mich sofort mit ihr verlobt. Ich wollte mich in einer Branche, in der ich gar keine Erfahrung hatte, selbständig machen, gab viel Geld aus etc. Eines Tages merkte ich, wie alles um mich herum abstürzte, buchstäblich in den Keller fiel. Es ging mir richtig schlecht. Ich war einfach vollkommen fertig und hatte außerdem wahnsinnige Verlustängste, weil ich dachte, meine Freundin hält das nicht aus. Ich kam wieder in die Klinik und musste diesmal natürlich stationär dableiben.

Damals probierten die Ärzte an mir die ganze Palette der stärksten Psychopharmaka in hohen Dosen aus. Zuerst ließ ich mich von der Richtigkeit dieser Mittel auch überzeugen, denn ich wollte ja so schnell wie möglich da wieder raus und hoffte, mit den Medikamenten klappt das. Ein Mittel nach dem andern wurde an mir ausprobiert. Ich musste immer drei, vier Wochen lang ein bestimmtes hochdosiertes Psychopharmaka einnehmen, teilweise wurden sie mir auch intravenös verabreicht. Manche vertrug ich ganz schlecht, dann wurde mir erklärt, dass das Mittel erst nach längerer Zeit wirken kann und die Ärzte mich in der Zeit beobachten müssten. Später kann man sich kaum noch ganz klar an alles erinnern.

Während dieser Zeit ist es auch schwer, zu unterscheiden, welcher Zustand ist jetzt krankheitsbedingt und was wurde von dem jeweiligen Medikament ausgelöst. Das verschwimmt alles etwas. Jedenfalls weiß ich noch genau, dass ich mich mit den Nebenwirkungen sehr herumgeplagt habe. Ich hatte immer das Gefühl, dass ich all dem ausgeliefert bin, und ich spürte nur diese Nebenwirkungen und keine durchschlagende helfende Hauptwirkung. Ich konnte nicht mehr richtig denken, nicht normal auf die Toilette gehen. Alle natürlichen Abläufe waren gestört. Außerdem litt ich unter vielen diffusen Ängsten. Am schlimmsten war für mich die Angst, zu versagen.

Dann trennte sich meine Freundin tatsächlich von mir und das war natürlich ein sehr kritischer Punkt. Ich reagierte mit großer Panik, war sehr aufgewühlt und spürte einen schrecklichen Leerlauf im Kopf. Ich traute mich nicht, mich draußen zu bewegen – ich konnte ja rausgehen –, aber ich schaffte gerade mal einen kleinen Spaziergang, schon das Einsteigen in eine U-Bahn war ein Problem. Ich hatte immer das Gefühl, die anderen sind dir haushoch überlegen. Schlafen konnte ich aufgrund der diversen Mittel zum Glück gut.

Die Atmosphäre in der Klinik schlug zusätzlich auf mein depressives Gemüt, nach drei Monaten entwickelte ich eine richtige Klinik-Phobie. Die Mitpatienten waren überwiegend alte Menschen, ich fühlte mich total allein. Es war alles furchtbar bedrückend. Die medikamentöse Behandlung stand natürlich im Vordergrund. Morgens gab es etwas Ergotherapie und einmal in der Woche ein Gespräch mit einem Therapeuten. Aber für tägliche stützende therapeutische Gespräche war die Klinik nicht eingerichtet. Es gab zwar eine Sozialpädagogin, die den Menschen half, mit Behördensachen oder ihrer Arbeitsstelle klarzukommen. Aber für mich war das keine ausreichende Hilfe. Ich habe immer versucht, etwas arbeiten zu können, ich hatte aber zu jener Zeit keinen Job und es ist ja auch aussichtslos, mit einem so geringen Selbstvertrauen etwas zu finden.

Auf der anderen Seite wurde mir erklärt, wie wichtig ein geregelter Tageslauf sei, um stabiler zu werden und aus dem Kreislauf der Depression wieder rauszukommen. Auch dieser Konflikt war unlösbar für mich und steigerte meine Verzweiflung. Es fehlte ein entsprechendes Angebot, etwas, das vielleicht erfahrene Menschen ehrenamtlich machen, die sich auch mit akademischen Berufszweigen auskennen und die Patienten in Psychiatrien besuchen und mit ihnen besprechen, was in der jeweiligen Situation machbar wäre. Menschen, die einen begleiten, Kontakte herstellen etc. ...

Ich habe mir alles Mögliche ausgedacht, habe irgendwelche Stundenpläne geschrieben und auch mal versucht, bei einem Freund, der in der Nähe ein Büro hat, stundenweise zu arbeiten, aber so richtig ging das natürlich nicht. Die Klinikatmosphäre wurde für mich mehr und mehr zu einem großen Problem. Voller Schrecken beobachtete ich außerdem, dass es Patienten gab, die nach langen Abständen doch immer wieder in die Klinik zurückkehrten. Die Vorstellung, in einer so genannten »Drehtür-Psychiatrie-Karriere« zu landen, fand ich entsetzlich.

Inzwischen war es kurz vor Weihnachten, eine emotional absolut kritische Zeit, und mir ging es gleichbleibend schlecht. Alles trat auf der Stelle, ich wünschte mir den ersehnten Durchbruch und war doch meilenweit davon entfernt. Der ganze stagnierende Ablauf und mein unveränderter Zustand wurde auch meiner Mutter eines Tages zu viel.

Ich konnte dann ein Wochenende nach Hause gehen und ging einfach nicht mehr in die Klinik zurück. Ich verließ, von meiner Mutter unterstützt, damit die Klinik auf eigenen Wunsch. Vielleicht war das aus medizinischer Sicht ein Risiko, aber meine Mutter war damals sehr mutig, sie übernahm sozusagen die Verantwortung. Sie war es auch, die einen anderen Weg für mich suchte. Ich wusste damals ja noch nichts von anderen alternativen Behandlungsmöglichkeiten, und ich war entwicklungsmäßig auch noch nicht reif, sie selbst zu suchen. Ich war aber für jeden Tipp dankbar, ich glaube auch, so ein Buch wie dieses hätte mir damals sehr geholfen.

Der größte Alptraum für mich war, mit der Vorstellung zu leben, dass ich mein Leben lang immer »medikamentös gestützt« herumlaufen muss. Das wollte ich auf keinen Fall und deshalb war ich auch gleich damit einverstanden, die Tabletten abzusetzen und mich bei einem Psychiater mit homöopathischer Zusatzausbildung behandeln zu lassen. Erst einmal merkte ich nicht viel, das ging so zwei, drei Monate und ich wurde immer ungeduldiger. Ich wollte endlich raus aus dieser Krankheit und einen richtigen Befreiungsschlag erleben. Alles stagnierte und trat auf der Stelle. Ich lebte bei meinen Eltern, fühlte mich total eingeengt und verbrachte die Tage in einförmiger Gleichheit, ich tat eigentlich gar nichts, außer den ganzen Tag fernzusehen. Draußen war schlechtes Wetter, alles war grau in grau.

Damals hatte ich auch richtige suizidale Anwandlungen, die ich mir allerdings so absurd und schwierig vorstellte und phantasierte, dass ich Angst hatte, sie auszuführen. Ich hatte das Gefühl, mir mit der Krankheit alle Perspektiven abgeschnitten zu haben und nie mehr da rauszukommen.

Auch für meine Umgebung wurde alles zu viel. Es ist ja eine absolut »zwiespältige« Situation für alle Angehörigen. Auf der einen Seite müssen sie sich vollkommen auf den

Kranken einstellen und ihn ernst nehmen und auf der anderen Seite müssen sie vermeiden, in den Strudel der Depression mit hineingezogen zu werden.

Ich hatte einen ganzen Stab von Beratern, auch meine Freunde haben mich unterstützt, und eines Tages riet mir meine Schwägerin, doch einmal Ayurveda auszuprobieren. Damals war mir alles egal und gleichzeitig war ich zu allem bereit. Mit letzter Kraft habe ich mich nach Indien geschleppt, um mich dort in einem Ayurveda-Zentrum behandeln zu lassen. Interessant war auch, dass ich sehr wohl größere Unternehmungen durchziehen konnte, wenn ich davon überzeugt war, obwohl schon jede kleinste Handlung im Vorfeld ein Problem darstellte, etwa anziehen, duschen oder dergleichen. Mein Bruder wollte mich begleiten, aber das wollte ich nicht.

In Indien war alles gut organisiert. Die Behandlung war sehr umfassend, sie bestand aus Meditation, verschiedenen ayurvedischen Anwendungen und Behandlungen und tat mir wirklich gut. Heute weiß ich, dass es sehr mutig war, zum damaligen Zeitpunkt nach Indien zu reisen. Aber genau dieser Schritt, vor dem Hintergrund der damaligen Verzweiflung, führte mich schon mal aus dem alten Kreislauf heraus. Es gab dort keinen Psychiater, und in der Broschüre war extra erwähnt, dass Menschen mit psychischen Problemen dort nicht aufgefangen werden können. Ich traf sehr nette Leute und hatte schnell einen Kreis gefunden, in dem ich mich wohl fühlte, und langsam ging es mir immer besser. Ich blieb fast drei Monate. Ich hatte richtige Angst, wieder in die alte Tretmühle zu geraten, deshalb verschob ich den Abreisetermin immer wieder.

Meine Mutter hatte sich inzwischen weiter mit homöopathischen Behandlungsmöglichkeiten befasst und von einem anderen Psychiater gehört, der auch so behandelt, denn ich wollte aus irgendeinem irrationalen Grund wechseln. Gerade bei der homöopathischen Behandlungsweise ist die »gleiche Wellenlänge« eine unbedingte Voraussetzung. Für mich war ein Punkt der ultima ratio erreicht. Wieder spürte ich den »Erfolgsdruck«. Ich lebte mit der Frage: Wenn das jetzt nicht endgültig klappt, was dann?

Von den Erfolgen dieses anderen Arztes hatte ich viel gehört, und ich glaube auch, dass es für einen Depressiven nichts Wichtigeres gibt, als in seinem Wesenskern erkannt zu werden Es gibt ja den wunderbaren Spruch von Oscar Wilde: »Das einzige, was mich im Leben aufrechterhält, ist die Überzeugung von der Minderwertigkeit des anderen.« Das ist zwar ein sehr zynischer Spruch, aber für einen Depressiven wunderbar, weil es tatsächlich so ist. Es baut auf, wenn man hört, dass es anderen noch schlechter geht. Es darf eben nur nicht einer von außen sagen: »Mensch, schau mal, wie schlecht es dem geht, da geht es dir ja noch gut«, dieser Umkehrschluss erzeugt genau das Gegenteil.

Dieser Arzt verstand mich und gewann mein Vertrauen vor allem durch seinen Pragmatismus. Er meinte, zuerst werde er homöopathisch behandeln und sehen, ob es hilft, wenn nicht, würde er es aber auch auf Psychopharmaka zurückgreifen. Er erklärte mir auch sehr gut, dass Depressionen »mehrschichtig« sind und sich Schicht für Schicht abtragen lassen, das hat mich sehr überzeugt. Ich begriff, dass es eine sehr komplexe chronische Krankheit ist.

Von diesem Punkt an konnte ich mir auch mehr Zeit geben. Ich dachte, jetzt dauert es schon ein Jahr, und es ist jetzt auch schon egal, ob es noch ein Jahr dauert. Die Karriere, von der ich immer geträumt habe, schien sowieso weg. Der anfängliche Druck, »hoffentlich bekommt es keiner mit und alles geht ganz schnell vorbei, sonst findest du nie wieder einen Einstieg«, war verflogen. Ich hatte mich von meinen allzu großen Erwartungen befreit.

Nach der Einnahme der ersten homöopathischen Mittel spürte ich erst wieder einmal nicht sehr viel. So ein halbes, dreiviertel Jahr nahm ich mal dies und das, und dann fand der Arzt ein Mittel, das eine durchschlagende Wirkung hatte. Es war hundertprozent klar und deutlich zu erkennen, dass er das für mich richtige Mittel gefunden hatte.

Die Zeit davor ging es mir langsam und stetig besser, aber nach der Einnahme dieses Mittels konnte ich eine große Veränderung spüren. Es war wie ein Ruck nach vorne. Außerdem hatte ich mit einer Gesprächs- und Körpertherapie begonnen, die sich sehr gut mit der homöopathischen Behandlung ergänzte. Bis zu dem gerade erwähnten Moment war ich, wenn ich ehrlich bin, auch noch nicht so hundertprozent sicher, ob es die homöopathische Behandlung war, die mir half, oder eben die Gesprächstherapie oder die Körpertherapie, aber nach dieser klaren Reaktion war an dem homöopathischen Erfolg nicht mehr zu zweifeln.

Ich hatte auch körperliche Reaktionen, Erkältungen ... und ich träumte sehr viel. Endlich war der tatsächliche Durchbruch da. Ich erlebte eine deutliche Veränderung, die mich nach vorne brachte. Von da an ging es mir immer besser und nach einigen Monaten endlich wieder richtig gut, und das hat sich seitdem stabilisiert und gehalten.

Außerdem habe ich in der Körpertherapie gelernt, meine Verhaltensmuster zu ändern. Ich wusste, dass es vor allem Stress und ein gewaltiger Erwartungsdruck an eine bestimmte berufliche Entwicklung war, der die Depression hervorrief.

Die Homöopathie griff nach meiner Erfahrung tief ein und gab eine weitere Initialzündung, mein Verhaltensmuster zu ändern. Darüber hinaus leitete sie einen grundlegenden Heilungsprozess ein. Ich würde sogar sagen, dass meine Lebensqualität heute höher ist. Ich lebe einfach viel bewusster, weiß, was mir gut tut und was nicht. Ich tue auch mehr das, was mir gefällt, pflege meine musischen Hobbys, und auch beruflich hat sich meine Einstellung völlig geändert. Heute bin ich noch in einer Art lockeren Nachsorgebehandlung und ich gehe auch wegen anderer, körperlicher Symptome zum homöopathischen Psychiater. Ich bin sehr überzeugt von dieser Behandlungsform, weil ich einfach klar erfahren habe, wie sehr sie mir geholfen hat.

Inzwischen muss ich ein bisschen aufpassen, dass ich die Schulmedizin nicht in Bausch und Bogen ablehne, denn da hat sich jetzt ein Gefühl verankert nach dem Motto: Du hast so viel Zeit umsonst verbracht und dich mit Tabletten vollgestopft und was hat es genützt ...? Aber es ist sicher so, dass man bei jedem Menschen abwägen und schauen muss, was wirklich richtig für ihn ist. Es ist immer falsch, auf der einen oder anderen Seite dogmatisch zu sein. Man darf niemandem irgendeinen Weg abschneiden.

6. Lebensgeschichte

Die betroffene Klientin kam durch eine hypnotische Behandlung an die Tiefen ihrer seelischen Verletzung. Ihr Leben lang litt sie an zahlreichen körperlichen Symptomen. Sie hatte immer schon vermutet, dass in ihrer Kindheit etwas sehr Schlimmes passiert sein müsse. Auch wenn diese Inhalte nicht durch eine Hypnose freigelegt worden wären, hätten sich Körper und Seele einen anderen Weg gesucht, um die schmerzenden Tatsachen an die Oberfläche zu bringen.

Der Missbrauch nahm mir die Luft zum Atmen
Verena M., kaufmännische Angestellte, 43 Jahre

Seit mehr als einem Jahr mache ich eine Ausbildung zur psychologischen Beraterin. Im Rahmen dieses Kurses besuchte ich ein Seminar bei einem Hypno-Therapeuten. Er versetzte mich in das Alter von zirka zehn Jahren. Vorher sagte er noch, es könnten dabei eventuell starke Gefühle hochkommen. Ich dachte mir, so schlimm wird es schon nicht werden und hatte keine Angst davor. Der Therapeut gab die Anweisung, wir sollten uns in diese Zeit zurückversetzen und uns dabei vorstellen, wie unsere Wohnsituation war, wie unser

Haus aussah, wie unsere Eltern und Geschwister waren, und wer und wie unsere Nachbarn ... Plötzlich stiegen mir Tränen in die Augen und ich wurde von heftigen Weinkrämpfen geschüttelt. Das passierte, nachdem er uns aufforderte, uns vorzustellen, wo unser Kinderzimmer mit unserem Bett war und wo sich unser Spielzeug befand.

Alle Details unseres kleinen Reihenhauses habe ich deutlich vor meinen Augen gesehen. Die Räume mit ihren Einrichtungen, das Bett meiner Schwester und meines Bruders, alles. Nur mein Bett habe ich nicht gefunden. Ich habe überhaupt nichts von mir gefunden, auch keine Spielsachen, und das hat mich schrecklich berührt und betroffen gemacht. Mein Platz in diesem Haus war für mich unauffindbar. Ich war total fertig.

Der Therapeut hat mich auf Grund meiner heftigen Reaktion angesprochen und erklärt, dass etwas in der Kindheit verborgen liege. Das deckte sich auch mit meinem Gefühl, denn ich beabsichtigte schon seit einiger Zeit, eine Therapie bzw. Psychoanalyse anzufangen, da ich immer schon spürte, dass etwas Schlimmes in meiner Kindheit passiert war und in mir vergraben ist. Ich konnte es aber nie konkretisieren.

Die Nacht nach der Hypnose war schrecklich für mich. Alles drehte sich in meinem Kopf, ich konnte nicht schlafen. Mir wurde bewusst, dass ich mich während dieser Hypnose wehrte, in zwei Wohnungen der angrenzenden Nachbarhäuser hineinzugehen. Ich wusste genau, wie die Nachbarn hießen und aussahen, aber ich sträubte mich dagegen, in diese Häuser zu gehen. Und nach einem erneuten Heulkrampf fiel es mir wie Schuppen von den Augen. Plötzlich war es da, das fürchterliche Bild ... Zwischen meinem sechsten und zwölften Lebensjahr war ich von einem Nachbarn, der unmittelbar gegenüber unseres Hauses wohnte, mit schrecklicher Regelmäßigkeit missbraucht worden.

Nach und nach konnte ich mich an alles erinnern, an die modrigen Gerüche des kleinen, dunklen Schlafzimmers. Ich roch seinen ekligen, nach Alkohol und Zigaretten riechenden Atem. Plötzlich wusste ich auch, warum ich so empfindlich war, wenn jemand in meiner Umgebung nach Alkohol roch und warum ich Zigarettenrauch seit meiner Kindheit verabscheue. Und warum ich immer unruhig und ängstlich werde, wenn es im Haus dunkel ist. Dann fühle ich mich unsicher, bedroht. Auch der entsetzliche Satz: »Jetzt gehörst du ganz mir ...«, kam an die Oberfläche. Und da steht er jetzt. Es stimmt ja auch, so gut ich es auch verdrängen und wegschieben konnte, ich komme von diesem Thema nicht los.

Mein Vater verunglückte bei einem Motorradunfall, als ich fünf Jahre alt war. Das war für mich ein schreckliches Erlebnis, denn er war meine wichtigste Bezugsperson und ich sein lang ersehntes Lieblingskind. Nach diesem Schock habe ich diese väterliche Liebe vermisst und überall gesucht.

Ich kann mich auch daran erinnern, dass es meiner Mutter nie recht war, dass ich als Kind bei Besuchen männlicher Verwandter und Freunde den körperlichen Kontakt und die Zuneigung suchte. Sie sagte immer, ich will nicht, dass du dich so vertrauensvoll mit Männern unterhältst. Sie wollte nicht, dass ich kindlich naiv und fröhlich auf sie zu ging.

Es war sicher leicht für Männer, mein Liebesbedürfnis auszunutzen. Der Mann, der mich so sehr verletzte und missbrauchte, war der Vater einer älteren Freundin. Alles stand nach der Hypnose glasklar vor mir und kam minutiös, Stück für Stück hoch. Alle schrecklichen Einzelheiten. Ich wusste sogar genau das Datum des ersten Übergriffs. Es war ein erster Mai und danach passierte es mit schrecklicher Regelmäßigkeit ein- bis zweimal die Woche. Das seltsame an der ganzen Situation war auch, dass dieser Mann – er war Maurer – immerzu zu Hause war und sich die ganze Zeit in seinem Bett im Schlafzimmer aufhielt. Seine Frau schickte mich zu ihm und noch heute höre ich immer wieder ihre Stimme, die sagt: »Geh doch zum Toni, er freut sich so ...«

Eigentlich besuchte ich meine Freundin. Wir gingen gemeinsam ins Schwimmbad und unternahmen andere Sachen, aber ich weiß nicht, wo sie in diesen für mich so schrecklichen Momenten war. Sie war fünf Jahre älter als ich ... Heute fällt mir auf, dass es schon seltsam war, dass sie schon als ungefähr Zwölfjährige mit Jungen ins Bett ging. Es ist zu vermuten, dass der Mann, ihr Vater, auch sie missbraucht hat und sie es eben mit früher Promiskuität ausagierte.

Wir haben über dieses Thema nie gesprochen. Ich konnte und wollte mich damals niemandem anvertrauen, auch meiner Mutter nicht. Heute weiß ich: Mir war immer bewusst, dass ich meine Mutter damit nicht belasten kann, sie hatte nach dem Tod meines Vaters mit vier Kindern bzw. Jugendlichen genug Probleme. Ich versuchte nur, eine liebenswürdige Tochter zu sein, ein überaus angepasstes Kind. Ich fühlte mich überfordert, vollkommen überlastet. Als mein Vater starb, war mein erster Gedanke: »Jetzt musst du auch noch Vater sein ...« Für alles um meine Mutter herum habe ich mich verantwortlich gefühlt. Es war vollkommen unmöglich, sie damit zu belasten und ihr zusätzlichen Schmerz zuzufügen.

Meine Schwestern aus der ersten Ehe meiner Mutter waren damals fünfzehn, sechzehn Jahre älter und zogen auch bald aus. Mein jüngerer Bruder hatte nach einer schweren Geburt eine cerebrale Hirnschädigung zurückbehalten. Er forderte viel Zuwendung, die er auch von mir bekam. Als Kind wusste ich ja auch nicht, ob das etwas Unrechtes war oder normal ist, was der Nachbar mit mir machte. Ich konnte es nicht einordnen. Am Anfang war er auch ganz nett und streichelte und liebkoste mich. Bald steigerten sich jedoch seine Aktivitäten und seine Brutalität nahm immer mehr zu. Oft hielt er mich so fest, dass ich mich kaum bewegen konnte. Drohungen, dass etwas Schlimmes passiert, wenn ich jemandem etwas sage, hat er nie ausgesprochen. Vielleicht hat er gespürt, dass ich dazu gar nicht in der Lage war.

Gelegentlich gab es auch körperlich sichtbare Spuren. Ich verheimlichte sie vor meiner Mutter, und bei Fragen waren meine sportlichen Aktivitäten in der Schule und in der Freizeit willkommene Erklärungen. Ich konnte mich bei niemandem aussprechen. Dieses Gefühl empfand ich als ganz schlimm. Die einzige Fluchtstätte war ein kleiner Holzschuppen, den ich nach diesen Erlebnissen oft aufsuchte. Hier konnte ich weinen und trauern, wenn ich das Bedürfnis danach hatte.

Später gab es noch einen zweiten Nachbarn, einen Kriminalbeamten, der mich ebenfalls missbrauchte. Ich passte gelegentlich auf seine beiden kleinen Kinder auf. Er kam sehr oft früher nach Hause als seine Frau und dann war ich mit ihm und den Kindern allein. Diese und andere Gelegenheiten hat er schamlos ausgenutzt, und auch hier hat niemand etwas gemerkt. In beiden Fällen ging alles immer sehr schnell. Wir wohnten damals in beklemmender Enge, alle diese Reihenhäuschen standen dicht an dicht. Wenn man aus der Haustüre herauskam, stand man praktisch schon im nächsten Haus. Da war gerade einmal ein Küchenfenster dazwischen und schon war man im anderen Eingang.

Das Schreckliche ist auch, dass ich diesen Männern gegenüber keine Wut verspüre, sondern die Schuld immer nur bei mir suche. Ich zermartere mich mit Selbstvorwürfen, frage mich, warum ich nichts gesagt, mich nicht gewehrt habe, warum ich überhaupt immer dahin gegangen bin? Ich richte alles gegen mich. Das ist das Dilemma. Vielleicht kommt dieses schlechte Gewissen auch daher, weil meine Mutter mich vor allzu großem Zutrauen und dem Liebesbedürfnis bewahren wollte. In meinem gesamten Verhalten bin ich eher eingeschüchtert. Das sehe ich als Folge dieses Missbrauchs. Ich kann auch heute kaum jemals äußern, wie ich mich fühle, wie es mir geht, was ich möchte und was nicht.

Nachdem alles in mein Bewusstsein zurückgekehrt war, fühlte ich mich hundeelend. Meine Schlafstörungen wurden immer extremer. Nachts lief immer nur dieser Film ab, ich hatte Alpträume und war deprimiert, ich kam mir nur noch unnütz vor. Und dann kamen zu den körperlichen Beschwerden wie Magenflattern, Hautausschlägen und Herzbeschwerden noch Selbstmordgedanken. Immer wieder hatte ich auch das Gefühl schwerer Atemnot. Dieses Gefühl war ganz entsetzlich. Es war so, als würde mir jemand die Kehle abschnüren oder als würde ein ungeheurer Druck auf meinem Brustkorb lasten. Ich erinnere mich, dass mir, während er mich missbrauchte, durch sein Körpergewicht oft die Luft zum Atmen wegblieb.

Eine Anzahl dieser körperlichen Symptome hatte ich auch damals als Kind, kurz bevor wir aus dieser schrecklichen Gegend wegzogen. Drei Monate lag ich damals im Krankenhaus. Ich hatte Atembeschwerden, Herzstörungen und keine Magensäure mehr ... Die Ärzte haben mich von Kopf bis Fuß durchgechekt, aber man hat keine Ursache gefunden. Ich weiß noch, wie ich mir insgeheim gewünscht habe, dass jemand mich fragt, warum es mir so schlecht geht ... Warum hat mich niemand gefragt? Ich selbst konnte nichts sagen. Auch meine Schulleistungen sanken in den Keller. Aber die Ursachen wurden nicht hinterfragt. Als wir in die neue Wohnung zogen, war das Martyrium endlich zu Ende. Ich weiß noch, wie ich zu meiner Mutter gesagt habe: »Jetzt fühle ich mich wie eine Prinzessin.«

Als Kind war ich extrem dünn. Ich konnte kaum etwas essen. Meine Mutter zog mir oft mehrere Strumpfhosen übereinander, damit niemand sah, was für dürre Beinchen ich hatte. Jedes Jahr wurde ich in den Sommerferien zur Kindererholung geschickt. Langsam ging es mir auch körperlich wieder besser. Aber ansonsten habe ich mich von allem abgekapselt. Freundschaften mit Jungens waren vollkommen unmöglich. Noch mit vierzehn wollte ich am liebsten ins Kloster gehen.

Vor einiger Zeit bin ich einmal wieder in den Ort gefahren, an dem all das passiert ist. Die Häuschen waren richtige Zwergenhäuser, alles war noch kleiner und enger als in meiner Erinnerung. Der eine der Männer, der Kriminalbeamte, lebt heute noch. Eines Tages möchte ich so weit sein, dass ich ihm sagen kann, wie seine Tat mein Leben beeinflusst und verändert hat. Der andere Täter ist tot. Ich bin zum Friedhof gefahren und habe sein Grab gesucht. Als ich davor stand, konnte ich meine Tränen nicht zurückhalten. Zum ersten Mal spürte ich so etwas wie Wut. Ich hätte am liebsten auf das Grab draufgespuckt.

Bei einer Familienfeier habe ich alles meiner Schwester erzählt, dabei hatte ich einen richtigen Zusammenbruch. Sie war betroffen, ja, aber damit war das Thema dann abgeschlossen. Sie hat mich nie wieder gefragt, wie verarbeitest du denn alles oder irgendetwas in diese Richtung. Auch mein Mann will all dies nicht hören. Er ist der Meinung, wenn ich dieses Hypnose-Seminar nicht gemacht hätte, wäre ich überhaupt nicht darauf gekommen. Ihm wäre das viel lieber.

Aber ich bin im Grunde, auch wenn es mich entsetzlich quält, froh, dass es so gekommen ist. Meine Ahnung, dass da irgendetwas verborgen liegt, hat sich bestätigt. Jetzt muss ich ganz alleine daran arbeiten, all das überwinden zu können. Dieses Thema steht zwischen allem. Wenn ich es nicht aufarbeite, wird es zu einem noch größeren Problem. Diese Einsamkeit, in der ich mich als Kind befand, empfinde ich auch heute wieder ganz stark. Es wäre wichtig für mich, nicht so alleine mit der Bewältigung der Vergangenheit zu sein.

Das Schlimmste sind neben den körperlichen Symptomen die immer wieder aufsteigenden Selbstmordgedanken. Es gab schon sehr schlimme Situationen, in denen ich, wenn ich mit dem Auto unterwegs war, gerade noch nach Hause kam. Ich musste mich wahnsinnig zusammennehmen, um nicht gegen einen Pfeiler oder Baum zu fahren.

Seit einem Jahr habe ich mit einer Therapie angefangen. Ich wusste, es gibt keinen anderen Weg mehr. Seitdem hat sich einiges verändert, ich beginne mich zu wehren, versuche zu sagen, was ich will und funktioniere nicht mehr nur nach allen Seiten. Neulich sagte eines meiner drei Kinder ganz erstaunt, jetzt entwickelt sich eine liebenswürdige, immer funktionierende Mutter plötzlich zur kratzbürstigen Emanze. Das saß natürlich zuerst. Aber dann dachte ich mir: Gut, so ist es. Sie sind alt genug, sie brauchen keine allzeit bereite Mutter mehr ...

Im beruflichen Bereich beginne ich mich auch ganz anders durchzusetzen, ich möchte gut und adäquat bezahlt werden und kämpfe um meine Interessen. Psychopharmaka habe ich in dieser Zeit nie genommen. Als ich tagtäglich Selbstmordgedanken hatte, nahm ich vorübergehend etwas Valium. Seit Beginn der Therapie nehme ich homöopathische Mittel in hohen Potenzen. Ich war schon immer von Homöopathie überzeugt, meine Tochter wurde damit gesund und auch mein Mann hat gravierende Erfolge mit einer homöopathischen Behandlung gehabt. Es ist spürbar, wie es mich stärkt. Einmal konnte ich richtig auf den Tisch hauen ... ein ganz neues, befreiendes Erlebnis.

Nachts oder wenn ich alleine bin, geht es mir immer noch deutlich schlechter. Jeden Abend, bevor ich ins Bett gehe, fällt mir alles wieder ein. Es ist wie ein Ritual. Der Versuch, mich abzulenken, fällt mir schwer. Es ist wichtig, dass ich abends spreche und mich austausche. Ich muss lernen, meinen Bedürfnissen entsprechend mit mir umzugehen, und ich hoffe und glaube, dass ich auf dem richtigen Weg bin. Mein Therapeut ist die einzige Person, mit der ich über meine Probleme sprechen kann, und die homöopathischen Mittel unterstützen mich auf dem Weg der Bewältigung.

7. Lebensgeschichte

An dieser Lebensgeschichte ist die Verbindung von Verletzungen zwischen Körper, Geist und Seele offensichtlich. Der Körper wird schwach, wenn die Seele etwas sagen will und alles Abgedrängte stört den geistigen Bereich und die psychische Befindlichkeit, bis der Schlüssel für alles gefunden wird.

Zeitweise wurde hier die psychopharmazeutische und homöopathische Behandlung miteinander kombiniert. Zuletzt konnte auf die chemische Behandlung verzichtet werden. Homöopathie und Gesprächstherapie blieben die stärkenden Pfeiler auf dem Weg zur Gesundung.

Deckel auf oder Die richtigen Schritte zur Gesundung lernen

Sabine P., Personalberaterin, 33 Jahre

Nie wieder in meinem Leben wollte ich eine Vollnarkose. Aber ich habe mich nie gefragt, warum, das wollte ich nie wissen. Bei der Geburt meines Sohnes bekam ich einen Kaiserschnitt, fast wäre ich verblutet. Das war sicher eine Schockreaktion, ich war voller Panik. Mein Kind sah ich erst Stunden später. Ich war völlig erschöpft und konnte es kaum halten oder stillen.

Die Atmosphäre im Krankenhaus empfand ich als sehr unangenehm. Tief im Inneren war ich verzweifelt. In was war ich da hineingeraten? Nach außen versuchte ich alles zu ignorieren, tat so, als ob alles in Ordnung wäre. Ich konnte mir nicht eingestehen, wie entsetzlich schlimm ich mich fühlte bei dem Gedanken, was mit meinem Kind während der langen Trennung nach der Geburt geschehen ist und was mein langer Krankenhausaufenthalt bedeuten würde. Ich konnte den unendlichen Schmerz nicht zulassen, der da in mir aufzusteigen drohte. Also schluckte ich alles runter.

Eigentlich konnte ich mich doch über mein gesundes Baby freuen, alles andere war doch Nebensache, aber das war nicht so. Fluchtartig verließ ich nach ein paar Tagen das Krankenhaus. Zuerst war ich unendlich erleichtert, endlich konnte alles so werden, wie ich es mir wünschte. Ich wollte, dass alle glücklich sind und kein Kind unter meiner Abwesenheit oder Krankheit zu leiden hat. Ich wollte für alle wieder voll da sein. Meinem Baby ging es gut, für mein älteres Kind war auch alles in Ordnung, der Haushalt wurde versorgt. Ich lag wegen der großen Schwäche durch den Blutverlust im Bett, aber ich konnte mir nicht eingestehen, dass ich viel Ruhe, Zeit und Erholung brauchte. Dafür war einfach kein Platz. Mein Mann konnte sich nicht den ganzen Tag freinehmen. Jedesmal, wenn er aus dem Haus ging, fühlte ich mich hilflos und verlassen. Die ganze Verantwortung lastete auf mir. Ich spürte eine große Belastung, konnte mich nicht entspannen und nachts nicht mehr schlafen. Waren das der Blutverlust und die hormonelle Umstellung?

Plötzlich wurde mir bewusst, dass ich glaubte, mein Baby sei tot. Mein Körper empfand das so. Ein paar Tage später glaubte ich, in Ohnmacht zu fallen, ich hatte rasende Angst.

Ich hatte Sehstörungen, die Arme und Beine kribbelten und ich hatte das Gefühl, in meinem Bett nach hinten wegzukippen. Ich hatte Todesangst. Dann musste ich tagelang weinen. Schweren Herzens beschloss ich, die Stillversuche, die mich noch mehr schwächten, aufzugeben. Daraufhin konnte sich mein Körper langsam erholen.

Die Monate vergingen, alles lief normal. Manchmal hatte ich noch schlimme Träume wegen des Kaiserschnitts. Diese Träume zeigten mir sehr deutlich, dass ich etwas sehr Belastendes unverarbeitet mit mir herumschleppe. Aber ich hatte keine Ruhe für die Aufarbeitung. Außerdem war es ja auch viel bequemer, diese schmerzhaften Stunden und Tage nicht mehr fühlen zu müssen. Immer, wenn ich davon erzählte, erinnerte ich mich an die Ängste und Enttäuschungen und ich musste die aufsteigende Trauer unterdrücken. So viele andere Frauen kommen doch auch mit einem Kaiserschnitt klar, warum musste ausgerechnet ich so darunter leiden?

Körperlich konnte ich mich nicht vollständig erholen. Die Nächte mit den Kindern wurden immer anstrengender. Nach ein paar Monaten – die Kinder waren beide mehrmals krank und mein Mann war wie immer beruflich sehr belastet – bekam ich eine Gürtelrose. Es war zum Glück nicht besonders schmerzhaft. Deshalb nahm ich die Erkrankung nicht besonders ernst. Sie heilte auch von selbst wieder ab. Ich war so eingespannt, dass ich meinem Körper keine Schwäche, geschweige denn eine Auszeit genehmigen wollte. Nicht einmal einen Schnupfen.

Nach drei schlaflosen Nächten kam der Zusammenbruch, ohne dass ich ihn richtig bemerkt habe. Daraufhin bekam ich Psychopharmaka. Organisch fehlte mir nichts. In der Klinik gab es keine Gespräche, niemand wollte die Zusammenhänge wissen. Ich wollte so schnell wie möglich wieder nach Hause, spürte aber, dass ich den Anforderungen nicht gewachsen war und begriff endlich, dass ich auch auf mich achten musste, wenn ich für meine Familie da sein wollte. Körperlich fühlte ich mich vollkommen erschöpft und psychisch nicht belastbar. Ich konnte nicht unterscheiden, ob das der Einfluss der Medikamente war oder mein eigener Zustand. Das verunsicherte mich sehr.

Ich war sehr froh, als man mir nach ein paar Wochen sagte, dass ich die Medikamente absetzen könne. Danach ging es mir aber sehr viel schlechter. Waren das Entzugserscheinungen oder drohte ein Rückfall? Ich hatte keine Ahnung, wie ich das unterscheiden konnte. Deshalb nahm ich die Medikamente vorsichtshalber weiter. Meine Ängste wurde immer schlimmer. Gleichzeitig kamen viele schmerzhafte Situationen und Gefühle aus meiner Vergangenheit hoch. Die dadurch ausgelösten Weinkrämpfe erfüllten mich zusätzlich mit Panik. Steuerte ich doch auf einen Rückfall zu? Ich hatte jedes Selbstvertrauen und Urteilsvermögen verloren.

Körperlich fühlte ich mich immer schwächer. An diesem Punkt kam mir ein glücklicher Zufall zu Hilfe: Ich fand einen homöopathisch behandelnden Psychiater. Das war wirklich mein Glück. Nun konnte die wirkliche Genesung beginnen. Der Arzt sah die vorhergegangene Gürtelrose und den darauf folgenden Zusammenbruch als Symptom eines Krankheitsverlaufs, der weiter voranschritt. So empfand ich das auch, weil ich sehr stark spürte, wenn nicht bald etwas geschieht, breche ich erneut zusammen.

Meine ganze Hoffnung lag auf dem homöopathischen Mittel. Da meine Kinder bei einem homöopathischen Kinderarzt sind, konnte ich mich schon länger von der erstaunlichen Wirkungsweise dieser Mittel überzeugen. Ich hoffte sehr, dass wir das passende Mittel für mich gefunden hatten. Da meine Symptome sehr besorgniserregend waren und wir auf keinen Fall einen Rückfall riskieren wollten, bekam ich zusätzlich ein schwächeres und nebenwirkungsärmeres psychopharmazeutisches Medikament, das im Laufe der Zeit langsam »ausgeschleust« wurde.

Ich nahm dreimal täglich 2 bis 3 Tropfen einer Q-Potenz, die ich alle 10 Tage um eine Potenz erhöhte. In den ersten Wochen der Behandlung nahm ich oft 8 Mal am Tag diese Tropfen ein, immer dann, wenn ich mich nervös und unruhig fühlte und meinte, das Mittel zu brauchen. Dabei ging ich ganz nach meinem Gefühl und das gab mir eine große Sicherheit.

Gleichzeitig lernte ich auch meine Symptome besser zu beobachten. Ich konnte es meinem Körper überlassen, die richtigen Schritte zur Gesundung mit Hilfe der Homöopathie zu gehen. Ich hatte vollstes Vertrauen, dass die körperlichen und seelischen Genesungsprozesse in der richtigen Weise ablaufen würden. Nach der ersten Potenzgabe tat sich nichts. Doch schon nach der Einnahme der zweiten merkte ich bereits am selben Tag eine deutliche Verbesserung meines Zustands. Das war so deutlich, das konnte ich mir nicht einbilden. Ich war sehr erleichtert, es war also das richtige Mittel.

Nachdem die Entzugserscheinungen der Psychopharmaka aufgehört hatten, konnte ich auch endlich wieder besser unterscheiden, was zu mir selbst gehörte. Welche Gewohnheiten, Unsicherheiten und Stimmungen meine waren und was zu meiner Krankheit gehörte. Ich begann, meine Ängste distanziert zu betrachten. Wenn ich sie spürte, wusste ich, dass sie zur Krankheit gehören und mit fortschreitender Genesung gingen sie vorbei. Danach wurde ich depressiv, das war eine »normale« Reaktion des Heilungsprozesses, auf den mich mein Arzt aufmerksam gemacht hatte. Er sagte mir, dass ich auch mit einer vorübergehenden Verschlechterung meines Zustands rechnen müsse. Einige Wochen lang konnte ich mich an nichts mehr freuen, mir war immer nur zum Heulen zumute, auch wenn es gar keinen richtigen Anlass dafür gab.

Und dann passierte wirklich etwas einschneidend Veränderndes: Zwei Stunden nach der morgendlichen Einnahme einer neuen Potenz stellte ich plötzlich fest, dass ich gar nicht mehr traurig war. Ich konnte es zuerst gar nicht glauben. Erst nach einigen weiteren Tagen konnte ich ermessen, wie belastend diese depressiven Wochen für mich gewesen waren. Ich war sehr froh über diesen Schritt nach vorne. Alles war wieder in Ordnung. Das psychopharmazeutische Mittel hatte ich nach meinem eigenen Gefühl und nach Rücksprache mit meinem Arzt langsam abgesetzt. Danach konnte ich morgens endlich wieder ausgeschlafen aufwachen, der Schlaf war wieder erfrischender. Jetzt erst merkte ich den Unterschied.

Dann erschienen jede Menge körperlicher Symptome, die ich von früher kannte. Ich hatte ein Pfeifen im Ohr, bekam Magenbeschwerden und Hautausschlag. Nach dem Abklingen der psychischen Symptome fing der Körper an, die körperlichen Symptome »abzuarbeiten«, um sie grundlegend auszuheilen. Diese Symptome flackerten kurz auf und verschwanden dann wieder. Manche kamen im Laufe der Behandlung immer mal wieder.

Eines Tages hatte ich das Bedürfnis, mit meinen Kindern über ein paar Probleme zu reden. Dabei wurde ich innerlich sehr unruhig und bekam zum ersten Mal wieder Angst vor einem Rückfall. Nach der Einnahme der nächsten Potenz wurde mir plötzlich klar, dass die Probleme mit meinen Kindern mit einem traumatischen Krankenhausaufenthalt in meiner frühen Kindheit zusammenhingen.

Endlich konnte ich mir eingestehen, wie schlimm die damalige wochenlange Trennung von meinen Eltern war. Indem ich die damaligen Gefühle zuließ, mir eingestand, was alles ich erlitten hatte und wie sich das bis heute in meinem Verhalten auswirkt, konnte ich einen weiteren großen Genesungsschritt einleiten.

8. Lebensgeschichte

Diese Lebensgeschichte zeigt sehr deutlich, wie die seelische Komponente den Körper malträtieren kann, alle psychische Problematik läuft in den physisch schwächsten Punkt des Körpers, in diesem Fall in den Darm, und die Betroffene ist ihrer Disposition zunächst hilflos ausgeliefert. Umso phantastischer und fast unwahrscheinlich, wie die Kombination von Gesprächstherapie und Homöopathie bei ihr helfen konnte. Nach zwölf Jahren massiver Cortisonbehandlung und einer sehr angegriffenen Lebensqualität lebt sie jetzt ohne Cortison und in neunzigprozentiger gesundeter Form.

Körper und Psyche sind eins
Beate M., Grafikerin, 37 Jahre

Meiner Meinung nach besteht ein großer Zusammenhang zwischen körperlichen und psychischen Krankheiten. Menschen wie ich, die zwanzig Jahre lang starke körperliche Symptome hatten, ich litt zum Beispiel an Morbus Crohn, einer schweren, entzündlichen chronischen Darmkrankheit, gehören sicher zu den Menschen, die sich einfach zu viele Gedanken machen, die andere gar nicht haben. Sie können belastende Dinge einfach nicht verdauen und dann wird der Darm wund und beginnt zu bluten ... In ganz schlechten Zeiten lag ich im Krankenhaus, ich hatte schrecklich abgenommen und war so entkräftet, dass ich sogar eine Bluttransfusion brauchte. Der Körper konnte nichts mehr aufnehmen, er gab es sofort wieder ab. Ich war damals nur noch ein Schatten meiner selbst.

Zwölf Jahre lang habe ich Cortison und entzündungshemmende Mittel eingenommen, die Dosis wurde immer mehr gesteigert. Dadurch litt ich an vielen sehr belastenden Nebenwirkungen, die bei solch einer Behandlung »in Kauf« genommen werden müssen. Aber an dieser Stelle möchte ich auch ganz klar sagen, dass ich natürlich auch dankbar bin, dass es dieses Cortison gibt, denn was wäre mit mir ohne diese Behandlung passiert? Es ist nur ganz bestimmt kein Mittel für eine langfristige Behandlung. Heute, nach zwei Jahren Gesprächstherapie, weiß ich, dass ich meinen Problemen immer ausgeliefert war, ich wurde damit nicht einfach fertig, konnte sie nicht abstellen.

Im Grunde geht es bei mir darum, dass ich, wenn ich ein Problem einmal erkannt habe, darauf zugehe und es ändere. Das ist der Schlüssel für meine Problematik. Diese Erkenntnis klingt leicht, ist aber sehr schwer umzusetzen. Jetzt nach zwei Jahren Therapie bin ich nun tatsächlich so weit. Es ist für mich wichtig, dass ich selber die Regie führe, das Heft in der Hand habe, dann bin ich nicht das Opfer, und die Problematik muss sich nicht auf meine Organe, in diesem Fall meinen Darm verlagern. Sicherlich liegen viele Gründe für die Erkrankung auch in meiner Kindheitsgeschichte. Ich bin sehr diszipliniert erzogen worden, das hat sich sehr bei mir manifestiert und es ist ein langer Prozess und dauert seine Zeit, bis ich mich davon wieder frei machen kann. Die Gesprächstherapie hilft mir dabei.

Seitdem habe ich sehr viele Entscheidungen getroffen. Ich habe meine Arbeit gewechselt, die Bedingungen dort verändert, ich merkte, dass es so nicht mehr weiter ging. Wichtig war für mich die Erkenntnis, dass ich ja nicht mit dieser Krankheit auf die Welt gekommen bin und auch nicht mit ihr von dieser Welt gehen will. Das war dann auch der Zeitpunkt, an dem ich das Cortison absetzen konnte. Ich habe das praktisch von einem Tag auf den anderen gemacht, das ist sehr unüblich und manche Ärzte würden die Hände über dem Kopf zusammenschlagen, weil man ja nach so langer Zeit Medikamente langsam aus dem Körper »ausschleusen« muss. Aber es ging mir während der Einnahme des Cortisons wesentlich schlechter als in den Monaten, nach denen ich es abgesetzt hatte. Wesentlich war, dass ich allein den Zeitpunkt gewählt hatte. Ich spürte, jetzt ist der richtige Moment dafür. Das darunter liegende, innere Motto war: Ich schaffe es.

Zusätzlich nahm ich unterstützend ein homöopathisches Mittel ein. Nach einiger Zeit fiel ich so richtig runter, ich denke, so muss sich ein Drogen-Junkie fühlen. Es waren richtige Entzugserscheinungen vom Cortison. Ich hatte dicke mit Wasser angefüllte Beine und Füße und kam in keinen Schuh mehr rein. Ich konnte meinen Arm nicht mehr bewegen, er war ganz dick angeschwollen. Ich hatte schreckliche Gelenk- und Knochenschmerzen und konnte meine Hände nicht mehr richtig bewegen. Nicht mehr aus der Hocke aufstehen. Das war alles schrecklich. Aber insgesamt ging es langsam und stetig voran, zwei Schritte vor und einen zurück. Es war auf jeden Fall ein stetiger Fortschritt zu spüren. Dann bekam ich ganz starke Grippeerscheinungen, einen Tag lag ich ganz flach, am nächsten Tag ging es schon wieder. In meinem Körper spielten sich richtige Kämpfe ab. Aber dann ging es kontinuierlich Schritt für Schritt voran. Und ich glaube, dass mich dabei das homöopathische Mittel sehr unterstützt hat.

Inzwischen, es ist jetzt ein halbes Jahr vergangen – das ist ein Minimum an Zeit für so eine Entwicklung – sind diese Schwankungen ausgeglichen, ich nehme immer noch das gleiche homöopathische Mittel – nur in einer stärkeren Potenz – und es geht mir jetzt gut. Ich fühle mich wie vor dem Ausbruch der Krankheit, wie vor zwanzig Jahren. Dieses Ergebnis ist natürlich ein kleines Wunder, vor allen Dingen nach dieser kurzen Zeit. Mein Arzt hat mich von Anfang an darauf hingewiesen, dass ich Geduld haben müsse und dass das sicher mindestens ein, wenn nicht zwei Jahre dauern würde. Ich glaube, er ist selbst überrascht. Ich würde sogar sagen, ich weiß nicht, was noch besser werden sollte. Mein Eisenwert im Blut ist auch in Ordnung, weil ich eben nicht mehr so viel Blut über den Darm verliere, und ich gehe statt vierzehn Mal am Tag ganz normal, ein bis zwei Mal auf die Toilette. Es ist einfach phantastisch, alles ist normal. Manchmal kann ich es selber nicht glauben. Es ist genauso wie mit dem Cortison, nur fühle ich mich rundherum wesentlich wohler.

Der Knackpunkt für diesen Erfolg war vielleicht, dass der eigene Antrieb und Wille zur Veränderung sehr stark war. Man hört ja immer wieder von Menschen mit langen chronischen Krankheiten, dass es erst dann besser wurde, wenn sie ihr Leben umgekrempelt haben, und so war es bei mir auch. Ich konnte mich damals auch gegen die »Homöopathie-Ungläubigen« in meiner Familie durchsetzen. Das heißt, ich konnte sie nicht davon überzeugen, aber ich grenzte mich davon ab. Es war mir egal, was sie darüber dachten. Das waren zum Glück nicht alle Familienmitglieder, aber ich musste mich von dem skeptischen Einfluss einfach bewusst absetzen.

Das ist sicher ein wichtiger Bestandteil, der zur Heilung beiträgt. Früher habe ich einfach zugemacht und die Dinge, die mich genervt haben, versuchsweise ignoriert, aber das lief natürlich ins Unterbewusstsein und schlug sich auf meinen

Darm. Als mir wirklich klar wurde, dass ich selber die Sachen in die Hand nehmen musste, konnte ich es auch. Ich wusste, ich habe keine Alternative, als das Cortison abzusetzen. Alle in meiner Umgebung waren entsetzt und hatten entsetzliche Angst, dass es mir noch schlechter geht. Ich wusste für mich, dass ich eine Cortisonbehandlung nicht dauerhaft haben will. Auch Cortison ist ja in gewisser Weise ein zudeckendes Medikament, man kommt nicht richtig an sich heran.

Früher habe ich mich bei allen Sachen immer eher in den Hintergrund gerückt und nie klar gesagt, wie ich es möchte oder was ich nicht will. Ich habe mir alles passend gemacht. Damit bin ich immer auf die anderen eingegangen und jetzt mache ich es vorwiegend für mich passend, was nicht heißt, dass ich nicht kompromissfähig bin. Ich bin dabei zu lernen, wo ich Probleme abschaffen kann. Ich weiß, dass ich schnell handeln muss, wenn mich etwas stört, sonst steigere ich mich in die Dinge hinein.

Heute weiß ich auch, dass mich nicht jeder mögen muss. Ich bin nicht mehr so biegsam wie früher. Die Schulmedizin würde mich auf jeden Fall für immer als chronisch krank einordnen und das will ich nicht. Ich habe zwar meinen Schwachpunkt im Darm, bin aber, wie gesagt, nicht mit dieser Krankheit auf die Welt gekommen. Wo diese Krankheit wirklich her kommt, weiß keiner. Die Mediziner wissen schon, dass da psychische Faktoren dahinter stecken. Die Krankenkassen zahlen auch sofort eine Therapie. Aber in erster Linie ist es für die Wissenschaft eine organisch bedingte Krankheit. Ich selbst konnte nach bestimmten Ereignissen und Vorkommnissen direkt darauf warten, wann es mir schlechter ging. Da war immer ein direkter Zusammenhang.

Ich weiß inzwischen, wo ich besonders stark und sensibel reagiere und was mir zusetzt. Ungerechtigkeiten kann ich zum Beispiel nicht ertragen. Nicht für mich und auch nicht für andere. Da gehe ich auf die Barrikaden. Das war schon in meiner Kindheit so. Mir liegt sehr viel daran, dass publik gemacht wird, dass diese Krankheit nicht für die Ewigkeit sein muss, dass es Möglichkeiten gibt, sie zu heilen. Ich möchte es so für mich formulieren: Ich bin nicht hundertprozentig gesund, aber sicher inzwischen zu neunzig Prozent, auf jeden Fall jedoch nicht mehr krank. Ich kann fast alles essen und trinken, ich lebe ganz normal. Das ist ein enormer Zugewinn an Lebensqualität.

14 Nachbetrachtung zur Behandlung

Nach dem homöopathischen Verständnis ist eine Krankheit der Versuch des Organismus, das aus dem Gleichgewicht geratene, sich in Unordnung befindende Lebensgefüge wieder zu ordnen und damit gesund zu machen. Um die Regulierungsvorgänge und Selbstheilungskräfte anzuregen, wird dem Patienten das für ihn und seine Symptomanhäufung möglichst »ähnliche« Mittel gegeben.

Aber nicht die Symptome sind die zu bekämpfende Krankheit, sie sind nur das Zeichen für die Auseinandersetzung, die der Körper durchmacht. In diesem Zusammenhang werden auch die so genannten »Erstverschlimmerungen« als der Beginn einer positiven Heilwirkung gesehen. Dabei ist es auch immer wichtig, zu schauen: Gehören die nun auftretenden Symptome zum Patienten, kennt er sie (zum Beispiel Grippe, Kopfschmerzen oder dergleichen) oder treten ganz neue Faktoren auf? Dann bekommt vielleicht jemand plötzlich Nasenbluten, der nie in seinem Leben welches hatte, oder jemand, der in der Regel eher friert, hat Hitzewallungen. Für den therapeutischen Anstoß genügt oft ein einziger, geringer Reiz.

Es gibt eine Beziehung zwischen dem Arzneimittelbild und der Krankheit oder der Gesamtheit der Krankheitssymptome, die in den umfassenden Repertorien, der zugrunde gelegten Arzneimittellehre Hahnemanns und von weiterführenden

Homöopathen festgelegt ist. Das macht die Therapie kalkulierbar und gibt dem behandelnden Arzt das Rüstzeug für seine Betrachtungen. Am Anfang steht natürlich die Diagnose, dazu kommt nach den »Ähnlichkeitsregeln« die spezifische Arzneimittelfindung, die Festlegung auf das jeweilige Mittel.

Hierbei geht es darum, das individuelle Mittel für den Einzelnen zu finden. Das ist nicht einfach, und es gibt im Arzneimittelbild viele Hinweise, die zu dem jeweiligen passenden Mittel für den Erkrankten führen. Für den Homöopathen heißt das, das wichtigste »Erkennungsbild« herauszufiltern und zu sehen.

Bei den Lebensgeschichten in diesem Buch spielten einige besonders deutliche dieser »Bilder« die Hauptrolle für die Mittelfindung. Sie ergaben sich aus signifikanten und besonders typischen Bemerkungen der Patienten. Anhand einiger Beispiele ist es plastischer zu erklären: Einmal war der Ausspruch »bestimmte Gerüche lösen schlechte Gefühle aus«, ein Hinweis zum Mittel. Ein anderes Mal der klare Ausspruch nach dem für die Betroffene lebensnotwendigen Gerechtigkeitsgefühl ... wenn sie sich oder andere ungerecht behandelt findet, leidet sie furchtbar und muss etwas dagegen tun.

Bei Hahnemann findet sich unter *Chronische Krankheiten* folgende Beschreibung: »Übertrieben mitleidig, bei Erzählungen anderer und ihnen angethaner Grausamkeiten ist sie außer sich vor Weinen und Schluchzen und kann sich nicht zufrieden geben.« (Buchmann o.J.) Die Umschreibung »Der eine kam vom Himmel, der andere aus der Hölle«, die eine andere Patientin äußerte, mag befremdlich klingen. Aber genau eine derartige »Gefühlsbetrachtung« findet sich in einer Mittelbeschreibung der Arzneimittellehre. »Wahnidee, Teufel, spricht in das eine Ohr, ein Engel in das andere, der erste fordert zu Morden, der andere zu Taten der Güte auf.« (Hering 1992)

Großer Kummer über eine Verletzung und die damit verbundene Unfähigkeit, sich zu wehren, führte bei einer anderen Betroffenen zur Mittelfindung. Nach der Einnahme des passenden Mittels konnte sie zum ersten Mal »richtig auf den Tisch hauen« und sich selbstbewusst äußern. »Wurde beleidigt, war zu vornehm, einen Streit anzufangen, verschluckte seinen Zorn und kam nach Hause mit Übelkeit, Zittern und Erschöpfung« (von Keller 1978).

Im Gegensatz zur Betäubung der schulmedizinischen Behandlung erlebte eine andere Patientin die Homöopathie mehr als Hilfe, den Gefühlsschwankungen die extremen Spitzen zu nehmen, so dass sie auch von gefährlichen Suizidgedanken und Impulsen Abstand fand, ohne die Lebendigkeit ihrer Gefühle zu beeinträchtigen. Hier ist bei einem Mittel folgende Beschreibung zu finden: »Wechselnde Stimmung, bald Stöhnen, bald Hüpfen und Tanzen, bald Angst, mit Wunsch zu sterben, bald Wut, bald Klagen, bald Delirien, bald Geschwätzigkeit, bald Stummheit, bald furchtsames Zurückziehen, bald Weinerlichkeit, bald Ärgerlichkeit, bald Apathie, bald empfindliche Reizbarkeit, bald Weinen, bald Singen« (Jahr 1997).

15 Zuhören und miteinander reden

Über die Bedeutung von Selbsthilfegruppen

Selbsthilfegruppen bilden eine heilende Alternative, die Betroffenen können sich öffnen und fühlen sich ernst genommen. Solche Gruppen für Erkrankte und deren Angehörige sowie Menschen aus professionellen Berufen in diesem Bereich entwickeln eine besondere heilende und zusammenhaltende Kraft.

Menschen mit psychischen Krankheiten machen Angst, das klang in Kapitel 3 dieses Buches bereits an. Oft äußern sie in überbordender Weise ihre verletzten Gefühle, und diese Gefühle »rennen kreuz und quer«, »wahn-sinnig« und ungeordnet durch ihr Wesen und ihr Gehirn. Dies zeigt sich unterschiedlich, je nachdem um welche Form der Krankheit es sich handelt. Manchmal ist bei psychisch erkrankten Menschen etwas in Unordnung geraten, durchgeschüttelt, verdreht. Sie selber fühlen und leben während dieser Zustände »außerhalb« unserer bekannten Realität, manchmal fühlen sie sich gezogen und dirigiert, oft bedroht und »in die Irre getrieben«. Die besondere Sensibilität und Verwundbarkeit – Vulnerabilität – erkrankter Menschen bedeutet meist eine Irritation und Bedrohung für die Allgemeinheit ... Und das ist auch verständlich.

Diese Zeilen sollen ein Plädoyer für beide Seiten sein, aber noch mehr dafür, dass sie aufeinander zugehen. Nur so kann sich für beide Seiten etwas ändern und dem Gespenst »psychische Krankheit« der Schrecken genommen werden. Selbsthilfegruppen für alle Beteiligten und Betroffenen bieten dafür eine wertvolle Plattform. Eine Annäherung beider Pole, ein neugieriges und offenes Aufeinanderzugehen kann ein heilsamer Schlüssel für alle sein.

»Mir hat es schon geholfen, dass einer wirklich mit mir geredet, mir zugehört hat, als ich in meine Psychose schlitterte« oder »Ich fühlte mich so unendlich einsam in diesem Zustand. Das kann ich überhaupt niemandem erzählen« sind oft gehörte Sätze psychisch Kranker, die gerade in diesem Ausnahmezustand besonders hypersensibel spüren, wie man sie behandelt, über sie redet. Sie spüren, ob sie wirklich gemeint sind oder ob es »über ihren Kopf hinweg« geht. Getuschel hinter ihrem Rücken und Bevormundungen aller Art fügen zusätzlichen Schmerz zu, dokumentiert es doch, dass sie nicht mehr als zurechnungsfähig betrachtet werden. Was heißt zu-rechnungs-fähig? Nach welcher Norm zu-zu-rechnen? In dieser höchst sensiblen Phase ihres Lebens haben psychisch belastete Menschen alles Recht der Welt, Mittelpunkt zu sein. Denn sie müssen sich doch erst wieder in die Mitte rücken. In ihre innere Mitte. Alles in ihrem Leben ist ver-rückt, an eine andere Stelle getreten, durcheinander geraten.

Im allerschlimmsten, aber auch allerseltensten Fall dreht jemand, der lange Zeit seine für ihn bedrohlichen Zustände abspalten und verdrängen musste, plötzlich ernsthaft durch. Wenn er dann anderen Menschen Schaden zufügt, häufen sich die Pressemeldungen, die mehr verängstigen als aufklären. Oft wird nur lapidar berichtet: »Ein bisher vollkommen unauffälliger und unbescholtener, netter und freundlicher Ehemann rastet plötzlich aus. Er bringt sich und/oder seine

Familie um ...« Selten wird bei solchen Meldungen hinter die Fassade geschaut, der Hintergrund beleuchtet. Oft ist es so, dass die betroffenen Menschen alle ihre sie ängstigenden Zustände aus Gründen der Scham und Hilflosigkeit verheimlicht haben. Solche Meldungen, die Ungefiltertes wiedergeben, erschrecken die Bevölkerung, manifestieren den Unberechenbarkeitsfaktor psychisch Kranker und werden ihnen damit nicht gerecht.

Könnte die Gesellschaft anders, offener und informierter mit psychischen Erkrankungen umgehen und würde sie die Menschen nicht in ein stigmatisiertes Ghetto sperren, müssten solch entsetzliche Taten gar nicht erst geschehen. Viele Menschen könnten sich an Stellen wenden, die ihnen helfen. Müssten nicht leugnen und verschleiern, um damit unserer Leistungsgesellschaft Genüge zu tun. Zahlen, welch minimalster Prozentsatz von Menschen zu solchen Taten fähig ist, sind hier fehl am Platz. Festzuhalten ist: Psychisch Erkrankte sind keine potentiellen Straftäter.

Doch sie machen uns Angst. Aber jener Mensch, der diesen ent-rückten Zustand erlebt, hat noch viel größere Angst. Er kann die Grenzen zwischen innen und außen nicht mehr ziehen. Alles überflutet ihn. Alles reißt ihn mit ... wohin? Die abblockende gesunde Umwelt gibt ihm keinen Halt. Sie lässt den psychisch Kranken allein, sperrt ihn weg, sondert ihn aus. Ein »notwendiger Dialog« findet an dieser Stelle leider oft nicht statt. Er wird mit dem Wegsperren unterbrochen. Wegschieben. Abschneiden. Die Angst vor der beurteilenden Umwelt, den Nachbarn und Kollegen, anderen Familienmitgliedern kommt dazu. Diese Ausgrenzung tut dem psychisch Kranken doppelt weh.

»Das Schmerzhafteste in dieser Phase war das Gefühl der Ablehnung, ja Verachtung, das rüberkam. Ich habe mich nach Massagen gesehnt, nach einem Raum, in dem ich weinen und schimpfen und schreien kann. Nach einer Begleitung, einer Hand, die mich festhält. Dieses ewige Sich-Zusammenreißen, Nach-außen-stark-sein-Müssen, fand ich am schlimmsten. Die meisten Menschen erschrecken, wenn sie auf jemanden treffen, der starke Gefühle zeigt«, schreibt eine Betroffene in dem sehr informativen, helfenden und auf Dialog setzenden Buch *Statt Psychiatrie*, in dem Kerstin Kemper und Peter Lehmann unendlich viele wertvolle Beiträge zur Situation Betroffener und ihrer Situation in der Psychiatrie, in der Familie und Gesellschaft gesammelt haben.

Eine andere Betroffene schreibt: »Gisela meint, dass die Probleme anfangen, weil Menschen Angst vor einer Krise haben. Was als Psychose bezeichnet wird, ist in Wirklichkeit nur ein extremes Gefühl. Davor brauchen wir keine Angst zu haben. Es gibt so vieles, was wir tun können, wenn wir nur freundlich und ruhig bleiben, einer Person in einer Krisensituation geduldig und respektvoll zuhören, ruhig mit ihr sprechen, sie in die Arme nehmen oder ihre Hand halten (nachdem wir uns vergewissert haben, dass die betreffende Person Körperkontakt mag, sonst nur zuhören). Selbst wenn jemand gewalttätig ist, kann er bzw. sie oftmals ohne Anwendung von Zwang beruhigt werden, wenn die andere Person überlegt handelt.«

In den Selbsthilfegruppen stellen sich die Betroffenen aus dem Abseits in die Mitte. Das ist ein wesentlicher, heilender Punkt. Wer weiß besser über ihre Krisen und Zustände Bescheid als sie selbst? Wer kann besser Genaues darüber mitteilen als sie selbst? Es geht darum, miteinander ins Gespräch zu kommen, zuzuhören, voneinander zu lernen, sich gegenseitig zu helfen und zu unterstützen und sich auszutauschen. Betroffene, Angehörige und Professionelle reden miteinander, hören sich zu und lernen voneinander.

Dorothea Buck schreibt in einem Aufsatz, in dem sehr aufschlussreichen und informativen Buch *Experten in eigener Sache* (hrsg. von R. Geislinger): »Bei uns selbst – beim Ich – beginnt die Selbsthilfe. Im Erfahrungsaustausch in unseren Selbsthilfegruppen und Psychoseseminaren erweitert sie sich zum Du, um die Erfahrungen anderer Betroffenen – auch der Angehörigen. Im gemeinsamen Wir organisierten wir uns im Bundesverband Psychiatrie-Erfahrener e.V., in Landesverbänden und Landesarbeitsgemeinschaften, um eine einsichtige und menschliche Psychiatrie und Psychiatrie-Politik zu erreichen.«

Es ist noch viel zu tun. Immer noch erfasst und behandelt die moderne psychiatrische Forschung die psychischen Krankheiten in erster Linie als »Gehirnkrankheiten«. Damit geraten psychisch Kranke in die gefährliche Spirale, Opfer der »naturwissenschaftlichen Forschung« zu werden und nicht mehr als Menschen und Mitbürger mit besonderen seelischen Problemen und Bedürfnissen angesehen zu werden.

Ein Betroffener schildert: »Bevor man mich zwangsbehandelte, bat ich meine Ärzte, meine Diagnose noch einmal zu überprüfen. Diese sagten mir, dass meine Zweifel schon ein behandlungsbedürftiges Krankheitssymptom seien. Ich wurde so lange behandelt, bis alle meine Zweifel an meiner Krankheit ausgeräumt waren. Die Folgen waren Invalidität und soziale Ausgrenzung.«

Durch die Bewegung der Selbsthilfegruppen und daraus entstandenen Psychoseseminare (Selbsthilfegruppen gibt es für alle psychischen Krankheiten wie Manisch-Depressive oder Panikattacken-Betroffene, Bulimie- und Magersucht-Kranke etc.) öffnen sich aufgeschlossene Psychiater und das dazugehörige Pflegepersonal und lassen andere Gedankengänge zu, die den Kranken aus der Einbahnstraße der somatischen hirnstoffwechselbezogenen Krankheit führt.

Heinrich Berger schreibt in dem genannten Buch *Experten in eigener Sache*: »Der Austausch im Psychoseseminar gelingt dann besonders gut, wenn die beteiligten Gruppen – Psychose-Erfahrene, Angehörige, Professionelle und Studierende – zahlenmäßig etwa gleich vertreten sind. Wir betreiben eine ereignisorientierte Phänomenologie nach dem Muster: Es gibt – ich habe erlebt – wir konnten beobachten.« Es geht ihm nicht darum, statistische Daten zu liefern oder bei der Krankheit »Psychose« eine Definition abzuliefern. Bei der Entstehung und dem Verlauf dieser Krankheit spielen stets viele Faktoren zusammen und ineinander. Das vielschichtige Zusammenkommen von biologischen, psychologischen und sozialen Faktoren sollte entschlüsselt und nicht einer gegen den anderen ausgespielt werden. Meistens wird nur eine Ebene, am liebsten die biologische, herausgegriffen und diese Disposition betrachtet. Die familiendynamischen Vorgänge sind (ohne Schuldzuweisung) jedoch ebenso zu betrachten wie die sozialen Bedingungen. Mitglieder in den Selbsthilfegruppen nähern sich dieser komplexen Betrachtungsweise.

Heinrich Berger: »Durch den subjekt- und erfahrungsorientierten Zugang habe ich als Professioneller vielfachen Gewinn. Ein Psychoseseminar bedeutet für mich auch einen schonungsvollen Umgang mit meiner eigenen Biographie, meinen Krisen und Lebensproblemen und lebensgeschichtlichen Weichenstellungen, die nun halt nicht dazu geführt haben, daß ich eine Psychose erlebt habe, sondern Professioneller geworden bin. Für mein berufliches Handeln gewinne ich größere Klarheit, Sicherheit und Kompetenz. Es ist für alle permanente Selbsterfahrung.«

Immer wieder schildern psychoseerfahrene Teilnehmer besonders kritische Lebensereignisse während sensibler Entwicklungsphasen. Emotionale Belastungen wie der Verlust von Eltern oder nahen Angehörigen durch Tod oder Suizid, tabuisierte familiäre Verstrickungen und unbearbeitete Schuld aus der Nazizeit sind auslösende Vorkommnisse. Viele erzählen vom Verlust der Heimat durch Krieg und Vertreibung. Die plötzlichen Katastrophen haben die Betroffenen in einer besonders sensiblen, verletzbaren Phase getroffen, und sie hatten keine ausreichend starken inneren Bewältigungsmechanismen, um diese Erlebnisse zu verarbeiten.

Langsam wird auch in den Fachkreisen immer mehr wahrgenommen, welch unglaublicher Sprengsatz an Verletzung ein Mensch in sich trägt, der sexuell missbraucht wurde. Dass der Prozentsatz von sexuell Missbrauchten gerade bei Psychosekranken ausgesprochen hoch ist, lässt die Fachwelt allmählich dieses »ich-zerstörende Geschehen« mit in die Erklärungen von Psychoseursachen einbeziehen.

Heinrich Berger: »Es ist nicht nachvollziehbar, daß derlei traumatisierende Erfahrungen in der psychiatrischen Behandlung bisher so wenig ernstgenommen wurden. Auch die Forschung zu (schizophrenen wie depressiven) Psychosen hat diese noch zu wenig in den Blick genommen. Dies mag an der oberflächlichen Erhebung anamnestischer Daten liegen, an einseitigen Modellvorstellungen (Stoffwechselvorgänge im Gehirn) oder auch daran, daß es sich bei diesen biographischen Traumata oft genug um familiär tabuisierte Themen und bei den Betroffenen um nicht bewußte, verdrängte Erfahrungen handelt. In der intensiven Form der Auseinandersetzung mit der eigenen Geschichte in einer Psychotherapie oder einem Psychoseseminar kommen solche verletzenden Erfahrungen zum Vorschein.« (Geislinger, Hrsg. 1998)

Psychoseseminare sind natürlich keine therapeutischen Sitzungen, aber sie können indirekt therapeutische Wirkung haben. Dabei ist ein Blickwinkel besonders wichtig: Eine psychotische Lebenskrise kann beim Aufbau einer ganz neuen Lebensbewältigung helfen, und damit einen positiven und erweiterten Sinn ins Leben des Einzelnen und seiner Familie bringen. Ein Mensch, der an seiner Seele erkrankt, erlebt Diskriminierung, Ausgrenzung und Ohnmacht. Doch Menschen, die sich zusammenschließen, können sich unterstützen. Sie kennen ihre Lage, auch wenn alle unterschiedliche Symptome und Krankheitsbilder haben, und sie können sich auch ganz konkret in verschiedenen Alltagssituationen helfen.

Droht der Ausbruch einer neuen Krise, sind andere Betroffene Ansprechpartner. Die Gruppe schützt und gibt Hilfestellung. Darüber hinaus kann sie das Selbstbewusstsein stärken. Die Gruppenmitglieder motivieren sich, stützen einander. Menschen, die sich zusammenschließen, sind nicht mehr isoliert. Die Fähigkeit, über die Probleme zu reden, stärkt und hilft gesund zu werden, den eigenen »Ressourcen« zu trauen.

Geradezu existentiell wird diese Unterstützung im Zusammenhang mit einer Klinikeinweisung. Neben dem moralischen Beistand ist die Hilfe beim Versorgen der Wohnung, Begleitung bei Ämtern oder anderen schwierigen Gesprächen und Fällen bei eventueller Betreuung wichtig. Diese Gruppen haben eine große Lobbyfunktion, sie mischen sich in die soziale und gesundheitspolitische Diskussion ein und vertreten dort ihre Interessen.

Eine Selbsthilfegruppe ist immer auch eine Lerngruppe. Manchmal verursacht die Krise weitergreifende Lebensveränderungen: ein Partner trennt sich, ein Umzug steht an. Wie geht es weiter nach dem Klinikaufenthalt? Welche Beschäftigung ist möglich? Wovon kann man leben? Was macht der eine mit Ärger, Frust und Liebeskummer? Wie kann er sein Frühwarnsystem gerade in solch belastenden Zeiten genau kennen lernen? Die Gruppe stärkt und »passt mit auf«.

Eine Betroffene erzählt: »Wenn ich mich schlecht fühle, kostet es mich Überwindung, in die Gruppe zu gehen. Aber diese Selbstüberwindung gibt mir Kraft, und die Gruppe freut sich über mein Kommen und bietet mir Hilfestellungen. Ich kann über meine Probleme sprechen, aber ich muss nicht. Es gibt keine starren Regeln. Jeder wird so aufgenommen und angenommen, wie er ist. Über Probleme zu reden, entlastet und gibt Anregungen für das eigene Verhalten. Die Gruppe kann keine Wunder vollbringen; mein Verhalten ändern kann ich nur allein. Aber über alles reden stärkt das Selbstbewusstsein.«

16 Hipsy – Hilfe für psychisch Kranke

Zusammenfassung eines Gesprächs mit Ella Hellmann-Knopf und Jürgen Zapy

Unsere Bewegung entstand in den siebziger Jahren, damals rückte die Psychiatrie ja in den Mittelpunkt des kritischen Interesses. Es gab an der Uni München bei den etlichen Veranstaltungen zu diesen Themen auch die Veranstaltung einer Gruppe, die dazu einlud, in der Öffentlichkeit einmal über alle Belange der Psychiatrie zu reden. Und daraus entstand eine aktive Gruppe, die handeln und nicht nur darüber reden wollte. Das Besondere an dieser Initiative damals war, dass diese Leute damit begannen, rauszugehen. Sie haben erstmals Kontakte zum Bezirkskrankenhaus Haar geknüpft. Ihr Interesse war, die Situation vor Ort wahrzunehmen, zu sehen, wie sieht es dort tatsächlich aus, was sind da für Leute und wie leben sie dort.

Aus den Kontakten mit den Menschen in der Psychiatrie hat sich das nächste »Angebot« entwickelt. Für die Gruppe war klar: Die Menschen, die dort sind, haben ihre Macken oder auch nicht. Vielleicht haben sie nur ganz normale Probleme, genauso wie wir. Nur können sie sie nicht lösen. In erster Linie sind sie aber Menschen wie wir auch. Dann entstand die Idee, Einzelne nach draußen zu begleiten und später entwickelte sich die Form, die Hipsy vor allen Dingen ausmacht. Es wurden Wohngemeinschaften gegründet.

Zuerst einmal ging es darum, einen Fuß in die abgeschirmte Psychiatrie-Landschaft reinzubringen. Das Anliegen war überhaupt, Kontakt mit psychisch kranken Menschen herzustellen, und dahinter stand dann bald die Forderung an die staatliche und städtische Seite: Wir wollen einen Raum dafür zur Verfügung gestellt bekommen. Für die damalige Klinikleitung und das Personal war es ja vollkommen unüblich, dass da plötzlich eine Gruppe hereinkommt, die sich Raum schaffen will und es auch schafft. Aber das klappte natürlich erst nach einem langwierigen und schwierigen Prozess. Erst einmal musste eine »Öffnung« stattfinden und das Vorhaben der Gruppe akzeptiert werden. Das war nicht einfach.

Im Einzelfall gab es natürlich auch unterstützende Ärzte. Das Vorhaben fiel in den einzelnen Stationen, die schon etwas fortschrittlicher orientiert waren, auf fruchtbaren Boden. Natürlich schaute man genau hin, an welche Station kann man sich wenden, wo herrscht ein nicht nur rigides, undurchlässiges Regiment.

Damals gab es viele kritische Momente. Einfach schon deshalb, weil da sehr viele Ebenen aufeinander prallten und von der Seite der Gruppe natürlich sehr viele kritische Ansatzpunkte hineingetragen wurden. Es wurde zum Beispiel eine Patientenbefragung durchgeführt oder zum ersten Mal ein Patientensprecher aufgestellt. Plötzlich erschien im *Haarer Spiegelchen*, einem ganz braven Patientenblatt, ein kritischer Artikel. Das waren damals sehr »umstürzlerische Aktionen«. Irgendwann wurden wir auch einmal ausgesperrt und mussten ein längeres Versöhnungsgespräch führen, um wieder reinkommen zu können.

Hipsy arbeitet heute mit zwei Säulen – mit den ehrenamtlichen Helfern und den fachlichen Kräften. Die ehrenamtlichen Helfer sind engagierte Menschen, die das einbringen, was sie können. Der eine bietet in den Wohngemeinschaften zum Beispiel Bastel- oder Fotokurse an, ein anderer vielleicht Tänze oder etwas anderes. Psychisch belastete Menschen werden in ihren Wohnungen besucht, es wird ihnen bei der Organisation des Alltags geholfen, sie werden zu Behördengängen oder was auch immer notwendig ist, begleitet. Eine wichtige bestehende Säule der Arbeit sind die Stammtische, die wöchentlich stattfinden. Darüber hinaus werden Veranstaltungsbesuche geplant, Urlaube und Wochenendreisen organisiert.

Und dann gibt es den Mitarbeiterstab der professionellen Helfer, er besteht aus Ergotherapeuten, Fachkrankenschwestern, Sozialpädagogen, Psychologen, an die sich die Betroffenen jederzeit wenden können – inzwischen ist auch ein Analytiker dabei. Ansonsten ist es immer noch so, dass bei uns keine Ärzte arbeiten. Das ist wohl ein Überbleibsel aus der Anfangszeit und resultiert wohl noch aus der Auseinandersetzung mit den Ärzten. Vielleicht fühlten sich viele Ärzte immer noch als die Zielscheibe unserer Kritik. Dieser Eindruck von uns scheint bis heute so geblieben zu sein. Für uns jedoch ist es wichtig, die Patienten als Partner zu sehen und wir wollen die Betreuung fern einer so genannten internen Hierarchie leisten.

Konkret sieht das dann so aus: Im Idealfall hängt unser Programm der ehrenamtlichen Aktivitäten in den Kliniken aus, inzwischen kennt man uns. Manchmal klappt es auch nicht, aber meistens hängt ein Zettel am schwarzen Brett und darauf sind unser Stammtisch beschrieben oder die Daten angegeben, wann der nächste stattfindet. Es wird auf unsere Freizeitangebote hingewiesen und Interessierte können dann teilnehmen. Außerdem gibt es einen speziellen angekündigten Besuchstermin, an dem wir eine bestimmte Station besuchen

– das ist sozusagen für Klienten und auch Gäste immer eine Informationsbörse. Da erfahren die Betroffenen, was demnächst geplant ist, wann wir wieder kommen usw. Das sind die Standardbesuche. Die finden immer auf einer bestimmten Station statt. In diesem Jahr wird es in einer Klinik endlich einen bestimmten Raum für uns geben, in dem wir für alle Klienten da sein können. Das ist dann eine feste Anlaufstelle, und auch wenn es vielleicht erst mal nur eine Hand voll Klienten sind, die sich dafür interessieren, ist das schon eine gute Sache, endlich in einer Klinik fest »installiert« zu sein.

Wir berichten über unsere betreuten Wohngemeinschaften und sind für Interessierte Anbieter dieser WGs – soweit wir können und Platz vorhanden ist. Es gibt auch eine Platz-Börse von allen WG-Angeboten hier in München, und so erfährt ein Klient in der Klinik, welche Möglichkeiten er hat, wenn er wieder rauskommt. Wir besprechen, was der Einzelne braucht und klären mit ihm, was er möchte, und da geht es dann beispielsweise um die Frage: Kann ich alleine wohnen oder brauche ich den Schutz einer Wohngemeinschaft. Derartige Vorgespräche finden ehrenamtlich statt. Der Interessierte wird dann an die jeweiligen Projekte weiter vermittelt. Wir haben die Erfahrung gemacht, dass ein gefestigtes und strukturiertes Leben mit Schutzmöglichkeiten und Helfern den Betroffenen auf jeden Fall eine größere Sicherheit gibt, wenn sie aus der Klinik entlassen sind.

Leider existiert für viele eine Art »Drehtür-Psychiatrie-Situation«. Das liegt auch daran, dass die Betroffenen oft zu einem Zeitpunkt entlassen werden, an dem sie überhaupt noch nicht in der Lage sind, draußen zurechtzukommen. Das gilt für sie vor allen Dingen dann, wenn sie überhaupt kein positives soziales Netz um sich herum haben. Wenn sie der Wirklichkeit draußen zu instabil begegnen müssen, ist das oft ein Grund für diese »Drehtür-Psychiatrie«.

Leider passiert es immer wieder – aus Sparmaßnahmen oder sonstigen internen Gründen –, dass Menschen, die noch etwas psychotisch sind, sich oft noch am Rande ihres Schubs befinden, wieder rauskommen. Das ist für alle Beteiligten, auch für unsere Mitarbeiter eine große Belastung. Es ist sehr schwer, Menschen in dieser Situation zu begleiten und ihnen zu helfen. Wenn kein tragfähiges soziales Netz, eine funktionierende gute Beziehung oder eine andere stabile Familiensituation da ist, können wir leider nur »der berühmte Tropfen auf dem heißen Stein« sein.

Bei den Fällen, in denen wir von Menschen erzählen können, die wir nach einiger Zeit als positiv und gesund betrachten können, war entweder eine stabile Beziehung und/oder ein verlässlicher Arbeitsplatz oder Ähnliches vorhanden. Die Aussage dieser Menschen hört sich immer gleich an: »Ich habe es nur dadurch geschafft, dass meine Freundin da war ... oder ... dass meine Eltern zu mir gehalten haben und mich dann aber auch loslassen konnten.« Diese Voraussetzungen sind tragfähig, und das können wir als Fremde natürlich nicht leisten.

Das heißt aber auf der anderen Seite nicht, dass wir für lange Verweildauern in den Kliniken sind. Es müsste einfach viel individueller entschieden werden. Bedenklich ist nur, dass von der Geldgeberseite immer mehr gekürzt und runtergeschraubt wird und dass es dabei immer weniger um eine persönliche Sicht auf den einzelnen Betroffenen geht.

Beim betreuten Einzelwohnen ist derjenige schon sehr auf sich gestellt. Er muss das auch leisten können. In dieser Situation wird er ein- bis zweimal in der Woche besucht, außerdem kommt er vielleicht alle 14 Tage zu einem Gruppengespräch. Vielleicht ist es aber auch so, dass es ihm oder ihr noch sehr schwer fällt, daran teilzunehmen. Natürlich kann sich der Klient jederzeit an uns wenden, aber im Grunde ist das ein schmales Angebot, denn viele betroffene Menschen sind ja regelrecht vereinsamt. Deshalb ist diese Art von Betreuung noch sehr weit weg von dem, was wir uns wünschen würden – einer regelmäßigen Betreuung im Alltag, gemeinsamen Unternehmungen.

In den WGs ist das natürlich anders. Für viele ist das Gefühl, mit anderen zusammen zu leben, sehr wichtig. Wir müssen bei der »Zuordnung« allerdings genau hinschauen und gemeinsam mit dem Klienten entscheiden, wer zu wem passt. Das ist nicht immer einfach, und es passiert natürlich auch mal, dass es nicht klappt. Messbar ist das erst, wenn es konkret wird. Manchmal stehen wir auch vor der sehr dummen Situation, dass jemand nirgends reinpasst und auch von der Geldgeberseite keine andere Lösung bezahlt wird.

Wir legen besonderen Wert darauf, dass wir Konzepte haben, die sich deutlich unterscheiden. In einer WG wird zum Beispiel eine bestimmte Tagesstruktur angeboten mit kognitivem Training oder anderen Inhalten, dann können wir da nicht jemanden reinsetzen, der eventuell schon im Arbeitsprozess steckt – denn was soll der Rückschritt für ihn? Und wir können auch niemanden reinsetzen, dem das zu viel ist, der das einfach nicht kann.

Wir wollen die passenden Klienten an der richtigen Stelle unterbringen. Grundsätzlich ist es möglich, dass Klienten in der betreuten WG ein bis zwei Einzelgespräche mit einer Bezugsperson pro Woche haben. Einer unserer Angestellten ist jeweils für eine bestimmte Zahl unserer Bewohner zuständig. In Krisensituationen wird das natürlich erweitert. Außerdem gibt es ein bis zwei Gruppengespräche in der Woche. Die anderen Angebote unterscheiden sich, je nachdem, nach welchem Konzept die Kollegen arbeiten.

Für diejenigen, die zum Beispiel in einer analytisch orientierten WG sind, steht das Gespräch im Vordergrund. Dann gibt es noch die betreute Wohngruppe, in denen verschiedene Angebote für die Freizeitplanung gemacht werden. Da geht es dann darum, gemeinsam den Alltag zu organisieren oder etwas Kulturelles zu gestalten. Das läuft dann alles nach Absprache. Es gibt auch die WGs, in denen mehr Tagesprogramm statt-findet, jeden Tag ist dort bis mittags Personal da, und daneben laufen noch Entspannungskurse oder kognitives Training. Die berufliche Eingliederungshilfe läuft parallel. Manche haben schon eine Ausbildung gemacht, andere fangen erst an, wie-der andere schulen um. Bei den jüngeren Patienten helfen wir bei der schulischen Orientierung.

Wie offen die Patienten mit ihrer Krankheit und der Um-welt umgehen, ist auch individuell verschieden. Die meisten versuchen es natürlich für sich zu behalten und manchmal be-deutet gerade das den notwendigen Schutz. Aber ab und zu kommen dann so ein paar »Fragezeichen-Fragen« von der Umwelt und dann ist es meistens so, dass diejenigen es sich ge-nau aussuchen, zu wem sie Vertrauen haben und wem sie was erzählen wollen. Das ist ja auch etwas, was die Betroffenen un-ter anderem im Umgang mit anderen lernen: herauszufinden, zu wem sie Vertrauen haben und wie weit sie gehen können. Auch da gibt es ganz unterschiedliche Situationen. Bei man-chen ist es so, dass sie auf die geschützten Bereiche zurückgrei-fen – irgendwelche Förder- oder Behindertenkurse, ABM-Maßnahmen und dergleichen. Und dann gibt es auch diejeni-gen, die trotz aufflackernder Krisen Abitur machen.

Weniger als ein Jahr ist keiner der Betroffenen in solch ei-ner WG. Wir sagen jedem am Anfang unserer Zusammenar-beit, dass es sonst kaum einen Sinn macht. Nach zwei Jahren schauen wir dann gemeinsam: Haben wir etwas erreicht, ist es sinnvoll, zu verlängern, oder was steht an? Für jeden gibt es einen speziellen Weg, der für ihn richtig ist. Manche leben bis zu fünf Jahren in so einer WG und erarbeiteten sich dann auch innerhalb der Wohngemeinschaft richtige Positionen. Dabei geht es auch um die Frage, wie die Gruppe damit umgeht, denn es gibt hier ja ebenfalls wie überall die berühmten »Platzhirsch-Situationen«.

Unser Ziel ist, zu beobachten, ob und wann es geht, dass sich ein Klient aus der Gruppe herausbewegen kann, er von dort entweder in das betreute Einzelwohnen oder ganz in die Selbständigkeit wechselt. Wenn das dann klappt, freuen wir uns natürlich immer sehr.

Der Kontakt zu uns nach der Gesundung ist ganz unterschiedlich. Da gibt es diejenigen, die sagen: »Jetzt will ich ganz und gar raus, ich halte euch nicht mehr aus«, und wir empfinden das natürlich positiv, wenn einer sich von all dem abnabeln kann und sagt: »Psychiatrie? Nein danke, das war es dann.« Nichts ist schöner für uns, als wenn das klappt. Und dann gibt es natürlich diejenigen, die immer wieder mal vorbeikommen und von sich erzählen. Das freut uns genauso. Wir möchten natürlich gerne wissen, wie es bei demjenigen weitergeht.

Es gibt natürlich auch diejenigen, bei denen man oftmals denkt: Geht da überhaupt etwas weiter, macht die WG überhaupt noch einen Sinn ...? Bei solchen Klienten läuft es manchmal so ab, dass sie aus der WG gehen und sich zunächst nichts tut. Und plötzlich gibt es einen riesigen Ruck und Sprung und alles läuft wunderbar. Es ist sehr schön, wenn wir so etwas erleben. Plötzlich kann einer in seinem Appartement, das wir vielleicht noch zusammen mit ihm gesucht haben, allein sein Leben gestalten. Wunderbar.

Der Stammtisch ist in dem Gedanken gegründet, dass die Betroffenen und Interessierten dort hingehen können und Gleichgesinnte treffen. Sie wissen, die Menschen dort kennen das, was ihnen passiert ist. Sie müssen nicht alles erklären, und wenn sie mal nicht so gut drauf sind, dann ist das auch okay. Eine weitere Idee des Stammtisches ist natürlich auch, dass die Klienten sich gegenseitig mal anrufen oder nachfragen, ob einer Hilfe braucht ... Es gibt Freundschaften, die sich aus dem Kontakt entwickeln, da klappt es mit der gegenseitigen Hilfe, aber leider ist das nicht die Regel. Vielleicht sind manche in dieser Hinsicht so zurückhaltend, weil sie Angst haben, durch die Probleme und Krisen der anderen eventuell selber runtergezogen zu werden.

Es gibt auch immer wieder gemeinsame Feiern, wie zum Beispiel zu Silvester. Das hat sich aus den Stammtischtreffen entwickelt. Wenn jemand wieder in die Klinik muss, wissen das die Stammtischbesucher meistens vor uns. Da gibt es schon telefonische Kontakte untereinander und die Patienten besuchen sich auch gegenseitig. Es ist schon ein Interesse am anderen spürbar, aber immer mit ein bisschen Begrenzung. Jeder Betroffene muss die Geschichte des anderen auch aushalten können. Das wird auch untereinander toleriert. Einige hätten schon gerne mehr Kontakt mit anderen. Es wird immer wieder geäußert: »Da hätte ich gerne mehr.« Aber es besteht auch eine große Toleranz, die Vorbehalte des anderen zu verstehen. Jeder der Betroffenen weiß, dass es nie nur eine Antwort gibt. Wie überall im Leben geht es um Beziehungen.

Es gibt auch einige der Betroffenen, die sich sehr aktiv einbringen, auch später, wenn es ihnen schon besser geht. Sie organisieren zum Beispiel Wochenend-Aktivitäten, Wanderungen und dergleichen und suchen konkret auch eine bestimmte leitende Funktion in der Gruppe. Auf jeden Fall gibt es das Wir-Gefühl – »Wir, der Stammtisch«. Dort treffen sich die verschiedensten Leute: frühere Klienten, Leute aus Kliniken und WGs und auch betroffene Menschen, die alleine leben und ganz von außen kommen.

Der Kontakt zu den Angehörigen ist verschieden. Bei den

Wohngemeinschaftsklienten ist er meistens vorhanden, aber wir schauen auch da, wo es nötig ist und wo nicht. Wenn ein Angehöriger Probleme hat, schicken wir ihn meistens zu Angehörigen-Gruppen. Wir holen ihn allerdings, wenn der Sohn oder die Tochter bei uns ist und es immer wieder zu Konflikten kommt. Dann mischen wir uns schon ein. Aber sonst sind wir klientenorientiert. Früher gab es mal eine Phase, da hatten Angehörige verstärkt den Wunsch, als Ehrenamtliche bei uns mitzuarbeiten, aber das hat sich inzwischen geändert.

Die meisten unserer Klienten nehmen ihre Medikamente regelmäßig und sind, wie es in der Fachsprache heißt, medikamentös eingestellt. Aber es gibt auch immer wieder Einzelne, die alternative Behandlungsmöglichkeiten suchen und auch manche, die sich homöopathisch behandeln ließen. Das ist immer wieder mal im Gespräch. Es ist gut, wenn das dort auch einen Platz findet. Aber auch das muss jeder Klient für sich entscheiden. Oft werden die Medikamente einfach zu hoch dosiert. Es wäre sicher bei vielen lohnend, einmal zu schauen, ob Homöopathie bei ihnen wirkt. Für viele, die diese Behandlung wollen, ist es oft schon ein großer Schritt, das zu fordern. Von außen wird es jedenfalls nicht an sie herangetragen – nicht von ärztlicher Seite und auch von unseren Mitarbeitern nicht. Wenn jemand sich homöopathisch behandeln lassen möchte, wird darauf eingegangen, aber es wird nicht gerade gefördert.

Und wir haben heute auch nicht mehr den Platz, wo Mitarbeiter den Mut haben, mit dem ein oder anderen Betroffenen einen psychotischen Schub oder eine andere Krise gemeinsam auszuhalten. Das war früher eher mal der Fall. Aber das ist ja auch ein Kraftakt und darüber hinaus ein organisatorisches Problem. Ein Mensch, der einen Schub erlebt, muss rund um die Uhr betreut werden. Man kann ihn keine Sekunde aus den Augen lassen. Wenn die ehrenamtlichen

Helfer sich für die Betreuung extra Urlaub nehmen müssen, ist das eben leider nicht zu leisten.

Natürlich sind auch wir daran interessiert, dass ein Klient eines Tages ohne die chemischen Krücken auskommen kann, aber das muss er ganz alleine entscheiden und sehen, wie er damit klarkommt. Leider wird auch hier aus ärztlicher Sicht eher Angst geschürt, als Vertrauen vermittelt, ab irgendeinem Punkt die Medikamente zu reduzieren. Es heißt eher: Wenn du die Mittel nicht nimmst, kommt es bestimmt zu einem neuen Schub! Das schüchtert natürlich enorm ein. Das Personal hat die Angst und es überträgt sich in die gesamte WG. Es gibt aber auch den Einzelfall, dass jemand vom Personal mit zum Arzt geht und ihm mitteilt, dass sie mehrfach den Hinweis bekommen haben, dass der Klient das Medikament reduzieren oder absetzen will.

Es gibt auch Betroffene, die ohne Medikamente leben. Die beobachten sich gut und nehmen nur etwas, wenn sich was anbahnt. Bei manchen Patienten ist es auf jeden Fall sichtbar, dass sie zu viel einnehmen, sie leiden extrem unter den Nebenwirkungen und fühlen sich auch nicht wohl damit. Ihnen fehlt die richtige Beratung der behandelnden Ärzte. Leider läuft heute alles immer mehr nach der Ruck-zuck-zehn-Minuten-Methode ab. Der Behandlungsschlüssel ist klar, und danach wird nichts mehr in Frage gestellt. Alles ist eingeordnet und das wird viel zu selten geändert.

Es ist auch schlimm, dass gerade jene Patienten, die immer wieder mal in der Psychiatrie landen, vollkommen verschreckt und eingeschüchtert werden. Ihnen wird nur Angst gemacht, und die trauen sich dann schon gar nicht, aus diesem Raster auszubrechen.

Kehren wir zurück zum Anfang des Gesprächs: Die gesamte Szene hat heute leider nicht mehr den mutigen Impuls, etwas neu anzukicken, neue Wege zu finden, mehr in die Öffentlichkeit zu gehen – in eine interessierte Öffentlichkeit, in der mit etwas Power auch ein paar Fahnen geschwenkt werden. Leider gibt es das nicht mehr. Vielleicht ist es ein Zeichen unserer Zeit, dass wir lieber konsumieren als gestalten.

Aber es gibt auch eine Bewegung, die anders läuft. Heutzutage geht es um eine größere Vernetzung innerhalb der Psychiatrie, das heißt, es geht um einer Verbesserung der Zusammenarbeit zwischen den einzelnen Instanzen für den Klienten. Unter dieser Überschrift läuft auch, dass einzelne Projekte, wie zum Beispiel unseres, mehr »an die Hand genommen werden«. Es geht dabei um eine Gleichschaltung zwischen der Haltung und der dahinter stehenden Einstellung und der Therapie. Daraus entstehen ganz neue Modelle. Behandlungen, die früher immer nur innerhalb der stationären Psychiatrie möglich waren, werden heute auch ambulant durchgeführt.

Vieles hakt aber auch an bürokratischer Unbeweglichkeit. Gerade in Bayern bewegt sich da seit Jahren nichts. Zum Beispiel wäre es sinnvoll, auch hier andere Projekte zu gründen. In der Schweiz beispielsweise gibt es Häuser für psychisch Erkrankte, die haben nichts mehr mit einer Klinik zu tun. Hier können Krisen in einer anderen, geschützten Umgebung aufgefangen werden, es ist immer jemand anwesend. Es gibt wenig Medikamente, einen geschützten Raum, in dem die Klienten sich nicht verletzen können. Solch ein Haus ist hier einfach nicht zu finanzieren. Wir haben bei uns zwar so genannte Krisenzentren, die von den großen Kliniken organisiert werden, aber das bedeutet trotz aller Abweichungen zu dem Modell der Großklinik immer noch das Krankenhauszimmer in einer großen Anstalt.

Für andere Projekte, ganz außerhalb der Kliniken, fehlt einfach noch der Mut.

Sich gegenseitig helfen

Interview mit Gottfried Wörishofer von der Organisation Münchner Psychiatrie-Erfahrene (MüPe)

Frage: *Seit wann gibt es Selbsthilfegruppen?*

Gottfried Wörishofer: Selbsthilfegruppen gibt es schon länger als die modernen Patienten-Initiativen. In den siebziger Jahren entstand im Zusammenhang der allgemeinen Studentenbewegung die deutliche und sehr pointierte Anti-Psychiatrie. Damals wurde alles sehr deutlich beim Namen genannt und die »Irren-Offensive« wurde Programm. Im Zug der gesellschaftlichen Psychologisierung gab es erste Patientenberichte, die nach außen gelangten. In den fünfziger Jahren schrieb zum Beispiel John Custance, ein Engländer, das Buch *Weisheit und Wahn*. Interessanterweise war in England die Patientenbewegung immer viel stärker als in Deutschland. Auch in Italien gab es eine offene Bewegung, die die »Irren« aus den Anstalten holte und ein Netzwerk in einem Stadtteil bildeten.

Die Anti-Psychiatrie lehnte die bestehende Psychiatrie ab. Psychiatrie, so wie sie in unserer Gesellschaft praktiziert wird, hatte für die Anti-Psychiatrie-Anhänger ein falsches Konzept, und schon der Begriff »psychische Krankheit« wurde als grundlegend falsch angesehen. In dem Moment, in dem man den psychisch Kranken ausgrenzt, belässt man alles bei dem Betroffenen und ausschließlich er ist dann »gestört«. Natürlich ist er Teil des Systems. Es gibt gesellschaftliche Störungen.

Schauen wir uns mal die kleinste gemeinsame Form der Gesellschaft an: Die Familie ist die überschaubarste Kernzelle. Wenn ein Mitglied der Familie dann als gesondert krank bezeichnet wird, ist doch die gesamte Familie mit beteiligt, ob sie will oder nicht.

W: Das stimmt. Aber auch auf solche familiensystemische Überlegungen lässt sich die sogenannte Anti-Psychiatrie nicht ein. Für sie gilt: Es gibt Probleme, aber die dürfen nicht pathologisiert werden. Die müssen anders betrachtet werden. Diese Menschen haben ein Recht darauf, so zu sein, wie sie sind. Manchmal hat man den Eindruck, dass die anti-psychiatrisch Denkenden diese Haltung brauchen. Es ist ja oft gut, wenn man eine klare Position gegen etwas einnehmen kann. Daraus kann sehr viel Kraft gewonnen werden.

Diesen Bundesverband der Psychiatrie-Erfahrenen gibt es bundesweit?

W: Ja. Seit 1992. Eine der zentralen Initiatorinnen war Dorothea Buck. Sie ist selber Betroffene und hat ein sehr wichtiges Buch geschrieben: *Auf der Spur des Morgensterns*, damals noch unter ihrem Pseudonym Sophie Zerchin. Sie vertritt die These, dass das wahnhafte Dasein ein Ausdruck des gesamten Lebens ist und eine Problemlage aufzeigt. Die Psychose stellt sich dann ein, wenn etwas im Leben nicht mehr verarbeitbar ist. Dorothea Buck vergleicht den Zustand mit einem Traum. Nur, dass die Psychose ein im Wachzustand erlebter Traum ist. Dieses Buch fand ein großes Echo. Es war sozusagen ein »Beschleuniger«, weil sich da viele wiederfinden konnten.

Auf keinen Fall dürfen jedoch die Angehörigengruppen vergessen werden. Die hatten sich schon zehn Jahre vorher zusammengeschlossen. Alles hat sich gegenseitig befruchtet. Im Sommer 1992 gab es in Norddeutschland das Gründungstreffen des Bundesverbandes in einer großen Klinik in Bad Bedburg-Hau. Der Wachstumsprozess läuft bei uns natürlich langsamer, wir wachsen nicht so schnell wie zum Beispiel ein Profi-Verband. Die stellen viele Leute ein und können ganz anders einsteigen. Bei uns geht es Stück für Stück.

Wie sieht die Arbeit konkret aus?

W: Ich möchte lieber für das städtische Angebot, für das ich arbeite, sprechen und nicht für die des Bundesverbands. Damals waren einige von uns mit in Bad Bedburg-Hau und die brachten den Impuls mit, eine städtische Initiative in München zu gründen. Es wurde eine große Veranstaltung durchgeführt: Rund fünfzig Patienten trafen sich zu einem ersten Gespräch. Einer der Betroffenen hielt auf der Gründungsversammlung einen Vortrag, warum es notwendig ist, sich zu organisieren.

Danach wurden alle Adressen gesammelt und Arbeitsgruppen gegründet. Wir wurden auch sehr bald ein eingetragener Verein, denn wir wollten über den persönlichen Erfahrungsaustausch hinaus tätig werden.

Vieles wird über Mund-zu-Mund-Propaganda übermittelt. Das ist im Moment auch ausreichend. Mit einer größeren Flut von Anrufen kämen wir gar nicht klar. Da könnten wir dem Einzelnen nicht mehr gerecht werden. Jemand, der zu uns kommt, der sollte auch nicht glauben, dass wir ihm einseitig nur helfen, sondern der sollte auch etwas geben. Zumindest das, dass er nicht nur etwas von uns will. Er kann hier nicht sein Heil erwarten. Dieser verständliche Wunsch muss von ihm selber reflektiert werden. Wenn jemand diesen »Austausch« aushält, dann ist er genau richtig.

Wir würden uns natürlich sehr wünschen, dass unter uns Personen sind, die in der Lage sind, einen Besuchsdienst bei anderen Betroffenen zu machen. Das findet leider noch sehr selten statt. Der Kontakt untereinander ist so, wie er in Freundschaften abläuft. Es gibt Freundeskreise, die sich sehr helfen. Aber es gibt noch nicht den strukturierten »Helfer-Dienst«, der mit einer bestimmten Professionalität arbeitet. Wenn hier jemand anruft und erzählt, dass er in Haar ist, dort fixiert wird und keiner mit ihm redet, dann muss ich selber raus fahren und Kontakt aufnehmen. Ich als Angestellter. Im Grunde bin ich gar nicht dafür da und ich kann das auch nicht in allen Fällen machen ... Das sollten im Endeffekt Mitglieder der Gruppe tun.

Lassen denn die Ärzte in den Kliniken mit sich reden? Ändert sich für den Betroffenen etwas an der Behandlungsweise, die er für sich als falsch empfindet?

W: Das ist sehr unterschiedlich. Man kann schon etwas erreichen, wenn man hingeht. Telefonisch wird man viel zu leicht abgeschmettert. Die brauchen nur zu sagen, das ist jetzt nicht gut für den Patienten, dass Sie mit ihm telefonieren, und Fakt ist aber, dass derjenige oft ans Bett angebunden auf der geschlossenen Abteilung liegt und gar nicht raus kann. Wenn ich aber hingehe, dann kann ich schon etwas für ihn erreichen. Ich kann dann zum betreffenden Arzt sagen, ich kenne Ihren Chefarzt und der hätte sicher nichts dagegen, dass ich jetzt mit dem Patienten spreche, und wenn es nur für fünf Minuten sind. In Einzelfällen gelingt das schon. Und dann geht es um die Kommunikation mit dem jeweiligen Pfleger auf der Station ... lässt er sich darauf ein? Ist der Stationsarzt da und lässt mit sich sprechen?

In jedem Fall ist es wichtig, hinzugehen. Zu dieser Kommunikation muss jemand erstens Lust haben und zweitens braucht er auch ein bestimmtes Gespür für die Situation. Es ist falsch, die Ärzte und Pfleger nur als ablehnende Menschen einzustufen. Man muss deren Situation auch verstehen. Wenn man mal nur eine Stunde auf so einer Aufnahmestation ist und das alles beobachtet, kann man schon ein gewisses Verständnis für die dort Tätigen haben.

Weisen die psychiatrischen Kliniken auch auf die Selbsthilfe-Initiativen hin?

W: Normalerweise sollte es so sein, dass ein Informationsblatt von uns am schwarzen Brett hängt. Aber ob das überall so ist, weiß ich nicht. Manchmal klappt es. Aber das geschieht oft nicht aus Abneigung uns gegenüber, sondern vielleicht aus Nachlässigkeit. Wir wissen nicht, welchen Stellenwert wir in der professionellen Welt haben.

Wann kommen die Betroffenen in Ihre Gruppe?

W: Die kommen entweder gegen Ende oder nach Abschluss ihres akuten Psychiatrieaufenthalts. Dann sagen sie vielleicht, ich habe da etwas Unmögliches erlebt, das ist ein Skandal, da möchte ich jetzt darüber reden. Andere kommen aus Vereinsamung, das ist auch ein großes Problem der Betroffenen. Sie erzählen dann, dass sie vielleicht seit einem halben Jahr aus der Psychiatrie entlassen sind und jetzt mit dem »normalen Leben« nicht mehr zurechtkommen und dass sich alle anderen von ihnen abwenden. An dieser Stelle machen wir immer die Erfahrung, dass es gut tut, über diese tabuisierten Erfahrungen zu sprechen.

Es gibt verschiedene Gruppen und Veranstaltungsmöglichkeiten in der MüPe?

W: Ja. Einmal können sich die Betroffenen aussprechen und wer konkret etwas verändern will, der kann in die offenen Vorstandssitzungen gehen. Aber das ist schon ein großer Sprung. Da geht es nicht mehr um »mich« – für den Einzelnen gesprochen –, da muss schon ein großes Abstrahiervermögen vorhanden sein, auch die Geschichten der anderen aufnehmen zu wollen. Und außerdem geht es dort um allgemeine Grundsätze, Verbesserungen, Planungen. Sich damit zu konfrontieren, bedeutet schon, einen großer Sprung zu machen.

Bleiben die Betroffenen denn in der Gruppe, wenn es ihnen wieder besser geht?

W: Leider ist es so, dass viele im Laufe der Zeit wieder wegbleiben. Sie haben dann das Gefühl, die Gruppe erinnere sie zu sehr an die »kranken Zeiten«. Aber das ist natürlich eigentlich der Gedanke der MüPe, dass diejenigen, denen es besser geht, auch denen helfen, die wieder in eine Krise geraten. Weil sie sich da ja genau auskennen. Diese Personen gibt es natürlich auch. Sie können andere begleitend betreuen und ihnen helfen.

Nachwort

Eigentlich hätte ich ja gute Chancen gehabt, dass etwas Anständiges aus mir geworden wäre, Elektrotechniker zum Beispiel, wie mein Vater – aber nein, irgendwie begann sich mehr und mehr die Idee in meinem Hirn festzusetzen, ich müsste Psychotherapeut werden. Damals, ich zählte so irgendetwas zwischen 14 und 16 Lenzen, stellte ich mir das natürlich noch ganz anders vor. Ich dachte mir, eigentlich höre ich gerne Menschen zu, wenn sie Geschichten erzählen, das wäre doch eine feine Sache, wenn ich dann damit auch noch Geld verdienen könnte – so ungefähr habe ich damals wohl gedacht. Es war auch so diese Zeit, als dann der Karl May endgültig im Bücherregal verschwand, und die guten Fischer-Taschenbücher mit den diversen Freud-Titeln sich mehr und mehr breit machten.

Schließlich, so um die Zeit des Abiturs, war es dann klar, ich würde Psychologie studieren. Nachdem ich dann einige Psychologievorlesungen besucht hatte, kam mir immer mehr der Verdacht – München war damals fest in der Hand der so genannten »Behaviouristen« –, dass das, was ich an der Universität lernen würde, mir möglicherweise interessante Einblicke in die Interpretationsmöglichkeiten des Verhaltens von Ratten würde geben können. Wie ich aber mit diesem Wissen auch nur irgendeinem Menschen bei seinen Problemen weiterhelfen sollte, war mir zum damaligen Zeitpunkt vollkommen schleierhaft.

Dann probiere ich es halt einmal mit dem Medizinstudium, dachte ich mir, das hat wenigstens irgendetwas mit richtig lebendigen Menschen zu tun. Jahre später hatte ich dann den Psychosomatik-Kurs, und das hörte sich dann schon ein bisschen so an wie das, weshalb ich eigentlich ursprünglich das ganze Studium begonnen hatte. Das »Praktische Jahr«, wie auch schon einige Praktika und so manche Nachtwache, verbrachte ich dann in der Psychiatrischen Universitätsklinik. Ich hatte Glück, gerade als ich das dritte Staatsexamen hinter mich gebracht hatte, wurden einige Stellen frei – und so kam es zu diesem 1. Dezember 1987, an dem ich als frisch gebackener Assistenzarzt meine Arbeit als Psychiater auf der geschlossenen Männerstation der Universitätsklinik begann.

Wenige Monate später wurde auch mein Freund und Studienkollege Klaus Hock dort eingestellt. Er begann, sich auf die Homöopathie zu stürzen, und ich vertiefte mich, soweit es die Klinikarbeit irgend zuließ, in die Zusatzausbildung für Psychotherapie. So gemütlich, wie ich mir das früher einmal vorgestellt hatte, wurde es dann natürlich nicht. Ich musste mir ja auch ausgerechnet Frank Farelly als einen meiner wichtigsten Lehrer aussuchen, bei dem man manchmal schon den Eindruck haben kann, er erzählt den Patienten lieber etwas, als dass er sich langatmig erzählen lässt, weil er die Probleme der Patienten sowieso besser versteht als die Patienten selber. Dafür wird's aber auch keine Sekunde langweilig in seinen Therapien.

Ich hatte immer gedacht, wenn psychische Probleme kommen, weil sich ein Mensch mit anderen Menschen nicht mehr versteht, dann müssten diese Probleme doch auch wieder zu lösen sein, indem ich sie mit diesen Menschen bespreche, und sie sich dann wieder besser zurechtfinden. Ich sah also überhaupt nicht ein, warum man jemanden, der aufgeregt oder traurig ist, Psychopharmaka geben sollte, um ihn zu beruhigen oder um seine Stimmung wieder zu heben. Ich dachte immer, wenn man sich nur genügend Zeit mit den Menschen lässt, sich geduldig ihre Probleme anhört, gemeinsam nach Lösungen sucht, dann müssten doch auch die Aufregung, die Traurigkeit, die Ängste wieder vergehen, warum also Psychopharmaka?

Aber in der Psychiatrie musste ich dann lernen, was ich vorher nie geglaubt habe –, dass es eben Krankheiten gibt, die die Menschen traurig, aufgeregt oder ängstlich machen, ohne dass diese Aufgeregtheit, diese Traurigkeit, diese Ängstlichkeit nur mit ihren Problemen zu tun gehabt hätten. Doch manchmal kann man sich Zeit nehmen, so viel man will, stundenlang mit den Menschen sprechen, und sie werden auch meist dankbar sein dafür, und für einen Moment wird es ihnen dann immer ein bisschen besser gehen – aber auf die Dauer merkt man, dass es einem eigentlich nicht gelungen ist, das Leiden dieser Menschen grundsätzlich zu erleichtern.

Wie gesagt, ich hätte dies nie geglaubt, doch nach etlichen Monaten und Jahren täglicher Arbeit und Begegnung mit den Menschen, die mir als Patienten anvertraut waren, musste ich allmählich erkennen, dass es tatsächlich Krankheitszustände gibt, die statt Kopfweh oder Gelenkentzündung eben Traurigkeit oder Aufgeregtheit hervorrufen können. Und genauso, wie wohl kaum jemand auf die Idee käme, die Rheumaerkrankung eines Menschen durch geduldigen Zuspruch dauerhaft heilen zu können, sondern zu Medikamenten greift, die in der Lage sind, die Gelenkentzündung zu lindern, genauso benötigen jene Menschen, die in dieser Weise krankhaft traurig oder krankhaft aufgeregt sind, eben Arzneimittel, die ihnen helfen, diese Krankheit zu lindern, vielleicht sogar zu heilen.

Natürlich hatte ich oft den Eindruck, dass in der Klinik häufig zu früh zu Psychopharmaka gegriffen wurde, weil die Ärzte einfach noch zu wenig verstanden hatten, dass diese Traurigkeit beispielsweise nun eben doch etwas mit der seit vielen Jahren schwierigen Ehesituation der Patientin zu tun hatte und nicht einfach nur krankhaft war. Es ist im Einzelfall oft ziemlich schwierig, die Traurigkeit wegen ungelöster Probleme und die Traurigkeit aufgrund einer Erkrankung, die traurig macht, auseinander zu halten.

Mir ist jedenfalls im Laufe der Jahre klar geworden: Es gibt sie, diese Krankheitszustände, die psychische Symptome hervorrufen, aber eigentlich Körperkrankheiten sind, und dann eben auch so wie Körperkrankheiten behandelt werden müssen, nämlich mit Arzneimitteln.

Wieder Jahre später, als ich begonnen hatte, mich intensiver in die Homöopathie zu vertiefen, las ich bei Hahnemann (siehe auch Kapitel 3) die folgenden Sätze: »Fast alle sogenannten Geistes- und Gemüths-Krankheiten sind nichts anderes als Körperkrankheiten, bei denen das, jeder eigenthümliche Symptom der Geistes- und Gemüths-Verstimmung, sich unter Verminderung der Körper-Symptome (schneller oder langsamer) erhöhet und sich endlich bis zur auffallendsten Einseitigkeit, fast wie ein Local-Übel in die unsichtbar feinen Geistes- oder Gemüths-Organe versetzt.« (§ 215, Organon)

Der geniale Beobachter Hahnemann hatte also bei seinen Patienten auch festgestellt, dass *jede* Erkrankung mehr oder weniger deutliche Veränderungen der psychischen Befindlichkeit mit sich bringt, mit anderen Worten, Geistes- und Gemütssymptome hervorruft. Die Geistes- und Gemütskrankheiten verstand er nun wie Körperkrankheiten, nur dass die körperlichen Symptome nahezu verschwunden sind und das Schwergewicht der Symptomatik ganz im Geistes- und Gemütsbereich liegt. Es entsteht so der Anschein, es handle sich um ein »Local-Übel«, das heißt, eine Krankheit, die nicht den gesamten Menschen betrifft, sondern scheinbar nur einen kleinen Teil des Menschen, wie etwa ein gebrochener Finger oder Ähnliches.

Aber noch hatte ich ja keine Ahnung von Homöopathie, noch war ich Assistenzarzt in der Psychiatrischen Klinik und sah: Es gibt manche Patienten, die brauchen einfach Arzneimittel, um die Chance zu bekommen, wieder gesund zu werden. Da stand ich nun als begeisterter Psychotherapeut in dem Dilemma, deutlich die Grenzen meiner Kunst und andererseits aber auch, nicht minder deutlich, die Grenzen der Psychopharmaka sehen zu müssen. Diese Psychopharmaka konnten wirklich manchmal kleine Wunder vollbringen, wenn ein von seinen Ängsten nahezu zu Tode gequälter Mensch wenige Stunden später leidlich ruhig schlief, wieder Essen zu sich nehmen und langsam wieder vernünftig reden konnte.

Doch dann waren da eben auch die Patienten, denen es schon wieder ganz gut ging, aber die anfingen, mehr und mehr unter den »Nebenwirkungen« zu leiden – der quälenden Bewegungsunruhe, dem vermehrten Speichelfluss, der Steifheit aller Glieder. Und natürlich gab es viele Patienten, die – kaum dass sie entlassen waren – die ganzen Mittel absetzten. Leider geschah es dann allzu oft, dass sich diese Patienten nach nur wenigen Monaten wieder in dem gleichen bedauernswerten schwerkranken Zustand befanden, in dem man sie erst kurze Zeit zuvor in der Klinik aufgenommen hatte. Die Statistik schien nicht zu lügen, die besagte, dass man einen psychisch kranken Menschen noch bis zu zwei Jahre nach seiner akuten Erkrankung unter eine dauernde Psychopharmaka-Therapie zu setzen habe, um das Risiko eines Rückfalls zu reduzieren. Doch mehr als ein Patient entschied sich angesichts der quälenden »Nebenwirkungen«, lieber einen Rückfall zu riskieren, als ständig unter dem Einfluss von Psychopharmaka leben zu müssen.

Und irgendwo konnte ich diese Einstellung auch verstehen. Ich sah es ja selbst, wie schlecht manche Menschen die Psychopharmaka vertrugen. Wie sie gedämpft wirkten in all ihren Lebensäußerungen, wie die Leibesfülle zunahm, teils weil es so mühsam war, sich zu irgendwelchen Aktivitäten aufzuraffen, teils weil die Psychopharmaka den Appetit so steigerten, dass es manchen Patienten wirklich schwer fiel, nicht immer mehr und noch mehr zu essen. Wie dann manchmal sogar, in Gott sei Dank seltenen Fällen, die so genannten »Spätdyskinesien« die Gesichter zu fratzenhaften Grimassen entstellten. Gab es einen Ausweg aus diesem Dilemma?

Immer schon war mir die Homöopathie sympathisch gewesen. Mir gefiel einfach der Gedanke, Arzneimittel nicht aus dem Reagenzglas zu gewinnen, sondern mit den Substanzen zu heilen, die in der Natur vorgefunden werden können. Viel mehr wusste ich damals nicht von der Homöopathie, als ich meinen Freund, Klaus Hock, um einen guten Tipp bat, wo ich die Homöopathie erlernen könne. Eigentlich hatte ich mir vorgestellt, noch ein Jahr in einer entsprechenden Klinik zuzubringen, in diesem Jahr, so meinte ich, würde ich die Homöopathie schon erlernen können, um mich dann sozusagen am Ende meiner Wanderjahre als Psychotherapeut und Homöopath niederlassen zu können.

Klaus Hock riet mir, den dreimonatigen Intensivkurs für Homöopathie in Augsburg zu besuchen. Da lehren jeden Tag sechs bis acht Stunden die besten Homöopathen im deutschsprachigen Raum. Ich begriff während dieser Zeit, dass es kaum möglich war, die Homöopathie schnell zu erlernen. Homöopathie, das sagten die Vortragenden im Intensivkurs immer wieder, bedeutet lebenslanges Studium. Ich hatte wieder einmal Glück. Der Kursleiter wurde auf mich aufmerksam und bot mir an, mich unter seiner persönlichen Aufsicht an einem kleinen homöopathischen Ausbildungsinstitut, dem August-Weihe-Institut in Detmold, weiter in die Homöopathie vertiefen zu können. Und ich hatte wieder Glück: Einige Jahre später bot mir mein Freund Klaus die Möglichkeit, mit ihm gemeinsam in einem homöopathisch-therapeutischen Praxiszentrum in München zu arbeiten.

Ist die Homöopathie nun wirklich ein Ausweg aus dem Dilemma, psychisch schwer erkrankten Menschen helfen zu wollen, ohne gezwungen zu sein, sie immer wieder zu überreden, schwer wirksame Psychopharmaka einzunehmen, die manche von ihnen nur schlecht vertragen? Ich glaube, wenn wir ganz ehrlich sind, wir wissen es nicht.

Sicher kann die Homöopathie bei manchen Menschen kleine Wunder vollbringen und es gibt immer wieder Einzelfälle, die wirklich erstaunlich sind. Oft erleben wir es, dass Menschen schon eine ganze Odyssee von Arztbesuchen hinter sich haben, bevor sie zu uns kommen. Und immer wieder gelingt es uns, in einem häufig sich über mehrere Jahre erstreckenden Prozess, diesen Menschen dank der Homöopathie wirklich zu helfen. Aber immer wieder gibt es natürlich auch die Menschen, die nach einigen Terminen nicht wiederkommen – weil es ihnen gut geht oder weil sie Genesung bei einer anderen Methode gesucht haben. Und immer wieder gibt es auch jene Menschen, die trotz vermeintlich guter homöopathischer Behandlung erneut erkranken.

Die Homöopathie ist eine schwierige Geliebte, ich bin sicher, es wird kaum einen Homöopathen geben, der nicht schon einmal so ähnlich gedacht hat. Nach der Theorie ist alles ganz einfach – für jedes Leiden gibt es die passende Arznei. Welche Arznei für welches Leiden die richtige ist, wird durch die Symptome angezeigt. Nur, zu Hahnemanns Zeiten, da waren es so etwa 140 Arzneien, die im jeweiligen Krankheitsfall unterschieden werden mussten, inzwischen sind es dank des forscherischen Fleißes der Homöopathen über 1500 Mittel, die auseinander gehalten werden müssen, und das oft nur anhand so kleiner Hinweise wie, ob der Schmerz nun mehr ein drückender oder ein ziehender ist. So kommt es trotz fleißigsten Studiums, trotz aller moderner Hilfen und Computertechnik doch immer wieder zu Situationen, wo man einfach zwei, drei Mittel geben muss, bevor eine deutlich merkliche Wende im Krankheitsprozess erreicht werden kann.

Die Homöopathie regt die Selbstheilungskräfte des Körpers an. Und genau in dem Tempo, wie der Körper sich selbst zu heilen vermag, schreitet der Gesundungsprozess voran – bei jahrelang bestehenden chronischen Erkrankungen ist eben einfach auch eine ganze Menge Geduld notwendig, um sich auf diesen homöopathisch geleiteten Selbstheilungsprozess einzulassen. Deshalb bin ich auch immer ein bisschen hilflos, wenn mir jemand erzählt, »die Homöopathie hilft bei mir nicht, ich war schon einmal bei einem Homöopathen, und das hat gar nichts gebracht«.

Ein Patient muss Geduld und die Bereitschaft zur aufmerksamen Beobachtung mitbringen, ein Homöopath braucht ebenfalls Einfühlungsvermögen, Geduld und die Bereitschaft, ein Leben lang dazulernen zu wollen.

Die Homöopathie ist, wie gesagt, eine schwierige Geliebte, aber immer wieder beschert sie Patienten und Arzt auch diese kleinen Wunder, wenn nach jahrelang und wiederholt verabreichten Antibiotika dann eine Akut-Erkrankung auch genauso gut mit homöopathischen Arzneimitteln ausgeheilt werden kann oder jahrelange ständige Cortisonbehandlung überflüssig wird – unsere Patienten haben über einige dieser kleinen Wunder in diesem Buch berichtet. Hier schließt sich die Frage an:

»Ist es möglich, mit Homöopathie Psychopharmaka überflüssig zu machen?« In absehbarer Zeit wohl nie ganz. So wie
jeder Homöopath – und mag er auch noch so sehr auf die
»Schulmedizin« schimpfen – sicherlich schon Situationen erlebt hat, in denen er froh war, dass es eine Intensivstation gibt,
dass es Cortison und Antibiotika gibt, genauso wird es immer
wieder – vor allem bei akuten Zuständen – Situationen geben,
in denen Psychopharmaka unumgänglich sind. Aber je mehr
wir die Möglichkeit bekommen, auch schwer psychisch erkrankten Menschen mit Hilfe der Homöopathie beistehen zu
können, umso mehr werden unsere Kenntnisse und Erfahrungen in diesem Bereich wachsen, umso eher werden wir in einigen Jahren vielleicht einmal sagen können: »Wir konnten
den allermeisten Menschen, die zu uns kamen, um eine
schwere psychische Erkrankung zu behandeln, mit den Mitteln der Homöopathie so weit helfen, dass sie nun nicht mehr
oder nur noch in seltenen Ausnahmefällen auf Psychopharmaka angewiesen sind.«

Stephan Gerke
Gräfelfing, Sommer 2000

227

Literatur

B. v. Adler/U. Hoffmann-Richter/U. Plog (Hrsg.): »Wunder, Pillen und Placebo«, in: *Die Psychotherapeutin. Zeitschrift für Psychotherapie.* Psychiatrie-Verlag, Bonn 1999

R.G. Appell (Hrsg.): *Homöopathie. Psychotherapie & Psychiatrie. Hahnemanns weiterwirkender Impuls.* Haug Verlag, Heidelberg 1993

S. Arieti: *Schizophrenie. Ursachen, Verlauf, Therapie, Hilfen für Betroffene.* Piper Verlag, München 1997

Th. Bock/J.E. Deranders/I. Esterer: *Im Strom der Ideen. Stimmenreiche Mittelungen über den Wahnsinn.* Psychiatrie Verlag, Bonn 1994

G. Boyesen: *Über den Körper die Seele heilen. Biodynamische Psychologie und Psychotherapie. Eine Einführung.* Kösel Verlag, München 1991

J. Bradshaw: *Familiengeheimnisse. Warum es sich lohnt, ihnen auf die Spur zu kommen.* Kösel Verlag, München 1995

W. Buchmann: *Hahnemann. Chronische Krankheiten.* Haug Verlag, Heidelberg o.J.

W. Buchmann: *Die Grundlinien der Homöopathie in Hahnemanns Werk. Eine Einführung in Organon, Reine Arzneimittellehre und Chronische Krankheit.* Haug-Fachbuch im Hippokrates Verlag, Heidelberg 2000

Ty. C. Colbert: *Das verwundete Selbst. Über die Ursachen psy-*

chischer Krankheiten. Ein Lesebuch für Therapeuten, Patienten, Eltern und andere Bezugspersonen. Beust Verlag, München 1999

J. Covitz: Der Familienfluch. Seelischer Kindesmißbrauch. Walter Verlag, Solothurn und Düsseldorf 1993

H. Deger-Erlenmaier (Hrsg.): Wenn nichts mehr ist, wie es war ... Angehörige psychisch Kranker bewältigen ihr Leben. Psychiatrie Verlag, Bonn 1994

U. Enders (Hrsg.): Zart war ich, bitter war´s. Handbuch gegen sexuelle Gewalt an Mädchen und Jungen. Kiepenheuer & Witsch Verlag, Köln 1995

P. Federn: Ichpsychologie und die Psychosen. Suhrkamp Verlag, Frankfurt/Main 1978

H. Fritsche: Samuel Hahnemann – Idee und Wirklichkeit der Homöopathie. Ulrich Burgdorf Verlag, Göttingen 1986

W. Gawlik: Samuel Hahnemann – Synchronopse seines Lebens. Geschichte, Kultur und Wissenschaft bei Entstehung der Homöopathie 1755-1843. Sonntag Verlag, Stuttgart 1988

R. Geislinger (Hrsg.): Experten in eigener Sache. Psychiatrie, Selbsthilfe und Modelle der Teilhabe. Zenit Verlag, München 1998

M. Gumpert: Hahnemann. Die abenteuerlichen Schicksale eines ärztlichen Rebellen und seiner Lehre der Homöopathie. Aurum Verlag, Freiburg 1989

R. Handley: Eine homöopathische Liebesgeschichte. Samuel und Melanie Hahnemann. C.H. Beck Verlag, München 1986

C. Hering: Leitsymptome unserer Materia Medica. R. Schlick Verlag, Aachen 1992

M.-F. Hirigoyen: Die Masken der Niedertracht. Seelische Gewalt im Alltag und wie man sich dagegen wehren kann. C.H. Beck Verlag, München 1999

R. Höfer: Die Hiobsbotschaft C.G. Jungs. Folgen sexuellen Mißbrauchs. Kaskade Verlag, Rotenburg/W. 1997

G.H.G. Jahr: *Ausführliche Arzneimittellehre*. Fulda Verlagsanstalt, Hamburg 1997

G. Jervis: *Kritisches Handbuch der Psychiatrie*. Syndikat Verlag, Frankfurt/Main 1978

S. Keleman: *Verkörperte Gefühle. Der anatomische Ursprung unserer Erfahrungen und Einstellungen*. Kösel Verlag, München 1992

G. von Keller: *Arzneimittelhefte 7*. Haug Verlag, Heidelberg 1978

K. Kempker/P. Lehmann (Hrsg.): *Statt Psychiatrie*. Peter Lehmann Antipsychiatrieverlag, Berlin 1993

K. König: *Psychoanalyse in der psychiatrischen Arbeit – Eine Einführung*. Psychiatrie Verlag Bonn, 1999

P. Lehmann: *Psychopharmaka absetzen. Erfahrungsberichte mit Neuroleptika Antidepressiva, Lithium, Carbamazepin und Tranquilizern*. Peter Lehmann Antipsychiatrieverlag, Berlin 1998

K. Lison/C. Poston: *Weiterleben nach dem Inzest. Traumabewältigung und Selbstheilung*. Fischer Taschenbuch Verlag, Frankfurt/Main 1996

A. Lowen: *Freude. Die Hingabe an den Körper und das Leben*. Kösel Verlag, München 1992

A. Miller: *Abbruch der Schweigemauer*. Hoffmann und Campe Verlag, Hamburg 1990

A. Miller: *Das Drama des begabten Kindes und die Suche nach dem wahren Selbst. Eine Um- und Fortschreibung*. Suhrkamp Verlag, Frankfurt/Main 1994

A. Miller: *Du sollst nicht merken. Variationen über das Paradies-Thema*. Suhrkamp Verlag, Frankfurt/Main 1981

A. Miller: *Der gemiedene Schlüssel*. Suhrkamp Verlag, Frankfurt/Main 1988

A. Miller: *Das verbannte Wissen*. Suhrkamp Verlag, Frankfurt/Main 1988

T. Moser/A. Pesso: *Strukturen des Unbewußten. Protokolle und Kommentare.* Suhrkamp Taschenbuch, Frankfurt/Main 1998

H.E. Richter: *Patient Familie.* Rowohlt Taschenbuch Verlag, Reinbek b. Hamburg 1972

U. Roberts: *Spuren der NS-Zeit im Leben der Kinder und Enkel. Drei Generationen im Gespräch.* Kösel Verlag, München 1998

P. Schellenbaum: *Die Spur des verborgenen Kindes. Heilung aus dem Ursprung.* Hoffmann und Campe Verlag, Hamburg 1996

O. Schubbe (Hrsg.): *Therapeutische Hilfen gegen sexuellen Mißbrauch an Kindern.* Vandenhoeck & Ruprecht, Göttingen 1994

H. Seiler: *Die Entwicklung von Hahnemanns ärztlicher Praxis.* Haug Verlag, Heidelberg 1988

F.M. Stark/F. Bremer/I. Esterer (Hrsg.): *Ich bin doch nicht verrückt ... Erste Konfrontationen mit psychischer Krise und Erkrankung.* Psychiatrie Verlag, Bonn 1997

F.M. Stark/F. Bremer/I. Esterer (Hrsg.): *Wege aus dem Wahnsinn. Therapien bei psychischen Erkrankungen.* Psychiatrie Verlag, Bonn 1995

H. Stierlin: *Eltern und Kinder. Das Drama von Trennung und Versöhnung im Jugendalter.* Suhrkamp Taschenbuch, Frankfurt/Main 1980

H. Stierlin: *Delegation und Familie. Beiträge zum Heidelberger Familiendynamischen Konzept.* Suhrkamp Verlag, Frankfurt/Main 1982

I. Stratenwerth: *Wahnsinn. Verrückte Lebenswege von Frauen.* Klein Verlag, Hamburg 1997

C. Szczesny-Friedmann: *Du machst mich noch verrückt. Psychoterror in Beziehungen.* Rowohlt Taschenbuch Verlag, Reinbek b. Hamburg 1999

G. Vithoulkas, Zitate: Vortrag bei der 9. Internationalen

Fachkonferenz, Humanistische Medizin. Veranstalter
ZIST Penzberg (Thema: Selbstheilung). 30. 10.1998

E.C. Whitmont/S.B. Perera: *Träume – eine Pforte zum Ur-grund*. Burgdorf Verlag, Göttingen 1992

U. Wirtz: *Seelenmord. Inzest und Therapie*. Kreuz Verlag, Zü-rich 1997

S. Zerchin: *Auf der Spur des Morgensterns. Ein Erlebnisbericht*. Paul List Verlag, München 1990

Zentrale Adressen

Dr. med. Stephan Gerke
Arzt für Psychiatrie, Psychotherapie, Homöopathie
Killerstraße 2
82166 Gräfelfing bei München
Tel. 089/89 89 25 15

Dr. med. Nikolaus Hock
Homöopathisch-therapeutisches Praxiszentrum
Pettenkoferstraße 1
80336 München
Tel. 089/55 25 99 00

Aktion Psychisch Kranke (APK)
Brunsgasse 4-6
53117 Bonn
Tel. 0228/67 67 40/41

Bundesverband der Angehörigen psychisch
Kranker (BApK)
Thomas-Mann-Straße 49 a
53011 Bonn
Tel. 0228/63 26 46

Eine besonders wichtige Adresse, um bundesweit Ärzte mit homöopathischer Zusatzausbildung zu finden, ist der
Bundesverband Patienten für Homöopathie (BPH)
Langestraße 47
37181 Hartegsen
Tel. 05505/10 70 (erreichbar von 9-11 Uhr)
Internet: www.bph-online.de
(Bei Wunsch nach einer Adressenliste über homöopathisch arbeitende Psychotherapeuten und Psychiater bitte 5,-- DM in Briefmarken beilegen.)

Bundesverband der Psychiatrie Erfahrenen (BPE)
und der Dachverband Psychosozialer Hilfsvereine
Deutsche Gesellschaft für Soziale Psychiatrie (DGSP)
Stuppstraße 14
50823 Bonn
Tel. 0228/51 10 02

Deutscher Zentralverein homöopathischer Ärzte
Am Hofgarten
53113 Bonn
Tel. 0228/24 25 330

für Bayern:
Comeniusstraße 6
81667 München
Tel. 089/44 71 70 86
(Unbedingt nach Psychiatern und Psychotherapeuten mit homöopathischer Ausbildung fragen!)

Forum Anti-Psychiatrischer Initiativen e.V. FAPI
Hagedornstraße 11
12487 Berlin

Hilfe für psychisch Kranke e.V.(Hipsy)
Elsässerstraße 33
81667 München
Tel. 089/448 13 42

Münchner Psychiatrie Erfahrene MüPe e.V.
Thalkirchner Straße 10
80337 München
Tel. 26 02 30 25

Selbsthilfezentrum München
Bayerstraße 77, Rückgebäude
80335 München
Tel. 089/53 29 56 11

Verein zum Schutz vor psychiatrischer Gewalt
Liebenwalderstraße 16
13347 Berlin
Tel. 030/455 44 40

Adressen in Österreich

Ärztegesellschaft für klassische Homöopathie
Dr. D. Payrhuber
Kirchengasse 21
5020 Salzburg
Tel. 0043-662-43 78 41

Gesellschaft für homöopathische Medizin
Mariahilferstraße 110
1070 Wien
Tel. 0043-1-526 75 75 oder 524 07 81

Adressen in der Schweiz

Praxis Dr. A. Erlach
Schweizerische Vereinigung homöopathischer Ärzte und Ärztinnen
Zürcher Straße 119
8406 Winterthur
Tel. 0041-5-22 03 84 40

Patientenverein zur Förderung der klassischen Homöopathie
Postfach
3312 Fraubrunnen
Tel. 0041-31-769 01 20

Zürcher Ärzte und Ärztinnen für klassische Homöopathie
Sekretariat: Christina Laube, Leonhardskalde 2
8001 Zürich
Tel. 0041-1-261 02 90

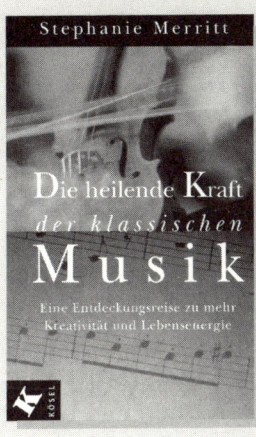
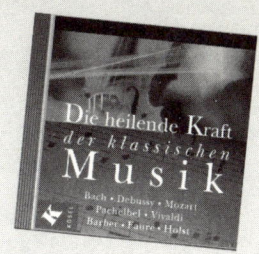
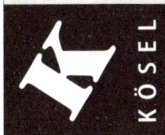

Selbstfindung im Tagebuch

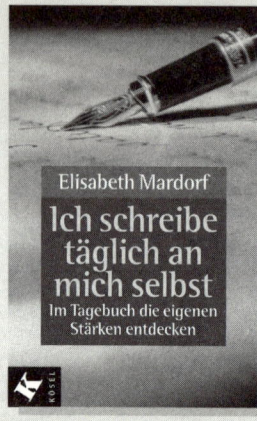

Elisabeth Mardorf
Ich schreibe täglich an mich selbst
Im Tagebuch die eigenen
Stärken entdecken
167 Seiten. Klappenbr.
ISBN 3-466-34414-X

Intuition, Kreativität und Selbsterkenntnis fördern, die Stärken der Persönlichkeit entdecken, den Mut zur Veränderung entwickeln: Mit dem Tagebuch wird's möglich. Die Aufzeichnung von Gedanken und Erlebnissen öffnet den Blick für größere Zusammenhänge und hilft, sich im eigenen Leben durch alle Höhen und Tiefen hindurch zurechtzufinden. Elisabeth Mardorf zeigt, wie wir das persönliche Schreibpotential ausschöpfen und wie sich das Tagebuchschreiben zum täglichen Kompass entwickeln kann.

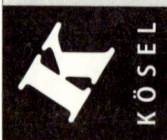

Kösel online: www.koesel.de; e-mail: service@koesel.de

Verletzte Gefühle

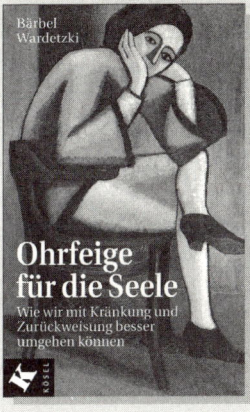

Bärbel Wardetzki
Ohrfeige für die Seele
Wie wir mit Kränkung und
Zurückweisung besser
umgehen können
217 Seiten. Klappenbr.
ISBN 3-466-30517-9

Eine Kränkung oder Zurückweisung ist wie eine Ohrfeige für die Seele. Wir sind verletzt und fühlen uns in unserem Selbstwertgefühl getroffen. Daraus resultiert eine tiefe Verunsicherung unserer Person, verbunden mit Gefühlen von Ohnmacht, Wut und Selbstzweifeln. In unserer Gekränktheit wenden wir uns trotzig von unserem Gegenüber ab und sinnen häufig auf Rache oder Vergeltung.

In diesem spannend zu lesenden Buch lernen Sie, wie Sie mit Kränkungen anders umgehen können, so dass sie für Sie und die anderen weniger zerstörerisch sind.

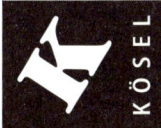

Kösel online: www.koesel.de; e-mail: service@koesel.de

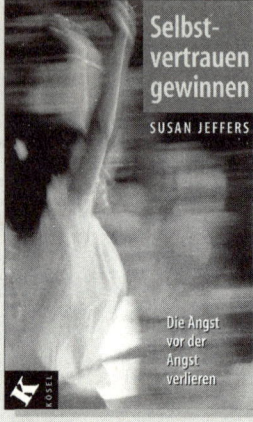
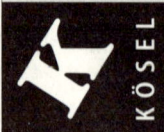